共赢时代 · 健康养生精品图书

让病无处藏

王涛 高玉琪◎著

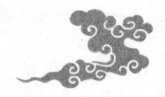

U0278628

中国人口出版社
China Population Publishing House
全国百佳出版单位

图书在版编目（CIP）数据

让病无处藏 / 王涛, 高玉琪著. -- 北京 : 中国人口出版社, 2016.3

ISBN 978-7-5101-4108-9

Ⅰ.①让… Ⅱ.①王… ②高… Ⅲ.①保健 – 基本知识 Ⅳ.①R161

中国版本图书馆CIP数据核字(2015)第319061号

让 病 无 处 藏

王涛　高玉琪　著

出版发行	中国人口出版社	
印　　刷	三河市恒升印刷有限公司	
开　　本	710毫米×1000毫米　1/16	
印　　张	18	
字　　数	258千字	
版　　次	2016年3月第1版	
印　　次	2016年3月第1次印刷	
书　　号	ISBN 978-7-5101-4108-9	
定　　价	35.00元	

社　　长	张晓林
网　　址	www.rkcbs.net
电子邮箱	rkcbs@126.com
总编室电话	（010）83519392
发行部电话	（010）83534662
传　　真	（010）83519401
地　　址	北京市西城区广安门南街80号中加大厦
邮　　编	100054

序：破译身体语言的密码

我们都恐惧得病，都渴望能及早预知我们的病，从而提前防治。我们的祖先说："上工不治已病治未病。"我们都渴望拥有这样一种能力：

病未生，先知道，让病无处藏。

如果病还没有发生，我们就能提前防范，那么，我们就可以做到不生病了。我们如何才能提前预知自己的身体状况，并采取措施将病痛扼杀于萌芽之中呢？是定期上医院去体检吗？不，这只是一个必要的方面，你还有更简单易行的办法，那就是倾听身体对你的诉说，通过破译身体对你传达的语言秘码，来清清楚楚地了解并掌握自己的身体状态。

我们每时每刻都在用语言诉说自己的感受，传递内心的体验，语言让我们展现了自己认识了别人。然而，我们是否注意倾听了另外一种声音？它不是来自外界，而是来自我们的身体：暗黄的脸色，干燥的嘴唇，疏松的牙齿……这些都是身体的特殊表达方式，身体通过这些语言告诉你：你的身体可能会出现某些问题，你需要及时采取措施，这种身体的暗示语言，虽无声而胜有声！

当我们感冒的时候体温会升高，久坐时会觉得疲劳，饮酒过度时头脑会不清醒，没有吃饱时注意力会不集中，等等。身体通过这些独特的语言信号与我们交流，表达自己的所需所求，告诉我们身体内部正在发生的事情：那里或许正在闹罢工，或许出现了内讧，也可能遭遇了外敌的入侵，试图寻求我们的救助……这些都是身体里的秘密，也是身体独特的表达方式。我们只有用心去倾听身体的话语，注意观察每一个细小的变化，才能完全读懂身体里隐藏的故事。

如果我们对身体发出的信号不予理睬，那么不久的将来，它会让我们吃到忽略它的苦头。这将迫使我们改变以往安宁的生活，会让我们从行动自如变得步履蹒跚，从一个常人变为废人，甚至夺去我们的生命。

我们往往把癌症视为人类的大敌，谈癌色变。其实癌症并不可怕，可怕的是当我们曾经美丽的乳房出现硬块并伴有疼痛时我们却毫无察觉；当我们经常头晕目眩并且记忆力减退的时候我们满不在乎；当满头乌发大把脱落而我们只是买瓶所谓的防脱发的洗发水敷衍了事……当这些可怕的事情发生时，说明癌症也许找上门来了。当我们病入膏肓后，才听到身体严重的抗议，此时已是晚矣。

疾病总是会通过相应器官的细微变化体现出来，了解自己身体的语言表达方式，要关注平时可能并不在意的细节，仔细聆听身体和我们的交流。要发掘出身体内的秘密，我们首先要进入自己的身体，把注意力集中到身体里面，而不是停留在表面。这一点非常重要，因为内在的声音可能是轻微、羞涩、微妙的，需要你凝聚所有的注意力才能够听得到。其次，我们还要弄清楚自己的身体下一步要做什么，它要向什么方向发展，对待自己的身体既要像朋友那样体贴爱护，又要像敌人一般知己知彼，丝毫不能松懈。只有这样，我们才能及时发现病魔的萌芽，斩草除根也就容易的多。只有认真倾听身体的语言，才能发现身体内的秘密，才可以防患于未然。

值得一提的是，我们不仅要听，还要会听。会听也就是说要学会听懂言外之意。比如说，脸色发黑，千万不要以为只是黑色素沉积过多，这里面可能有更深层的隐患潜伏在其中。脸色发黑的人很有可能是肾脏有毛病。因为肾脏有过滤的功能，血液经过过滤后，废物通过泌尿系统排出体外。如果肾脏的过滤功能降低，就会使得废弃物堆积在体内，形成色素沉着。一开始只是在皮肤较薄的地方出现，渐渐会蔓延至全身。

因此，仅仅有倾听的意识还是不够的，关键是怎样听，能否听懂。身体的每一个细小的变化，都是在讲述一个我们看不到的秘密。如果病毒已经把地下通道挖到身体堡垒的营地下面了，我们却丝毫不能觉察，这怎么能行呢？身体的健康讯息关乎我们的生死存亡，所以，我们必须把这些秘密公之于众，让每一个人可以毫无障碍地与自己的身体交流。

序言：破译身体语言的密码

第一章：察颜观色知健康

第二章：变化的体态变化的健康

第三章：疾病信号隐于身体声音中

第四章：健康百味

第五章：触——肌肤中透露的健康秘密

第六章：觉——眼耳鼻舌身全在说话

第七章：身体的欲望

第八章：分泌物——不得不细看的身体排泄物

第九章：病未生，先知道

第一章
察颜观色知健康

身体外的颜色向我们展示一个丰富多彩的世界，身体本身的颜色同样向我们展示一个复杂的体内世界。颜色的变化，是一种健康讯号，如同地图的指示标，告诉我们身体的健康位置，提示我们下一步要如何去做。

身体的每一个部位都有特定的颜色。就像树一样，生机勃发的时候，叶子是绿色的，枯萎的时候，树叶凋零变黄。身体也是这样，健康的身体有着正常的颜色。一旦某一部位发生病变，颜色也会发生变化。比如说，健康的肤色应该是红润有光泽的，如果肤色晦暗或者色斑横生就说明身体出状况了。这就是身体颜色的秘密，它在用自己的方式提醒我们留意这些部位的健康。

因此，要拥有健康，就必须学会察"颜"观"色"。要知道健康的器官是什么颜色，还要清楚发生变色的器官中，不同的颜色指示什么病症，然后才能去考虑如何维持和恢复肌体健康的色泽。

健康要看脸色行事

脸色能够直观地反映出一个人的健康状况和精神状态。通常我们所说的脸色实际上包含了两部分的含义，即气与色。气也就是精气神，在面部通过光泽表现出来。气比色更重要，如果一个人没有精气了，那就说明他已经病入膏肓，无药可救了。常在农田里耕作的农民，由于受风吹日晒，面色肯定不怎么好看，但是在他们的脸上总有一种鲜亮的光泽，这说明他们的身体是健康的。

一个气色很好的人，容光焕发，给人一种积极向上的感觉，这样的人大家都喜欢跟他打交道；而气色暗沉的人，给人的第一印象就不是很好。因此，我们对自己的气色格外关注，在日常生活中也常常有意无意的做着这样的检查。例如在碰到熟人时，经常会这样打招呼："气色不错啊，有什么喜事吗？""今天怎么了？身体不舒服吗？看你脸色不太好……"但是，我们多数人也只能从好与不好上做粗略地判断，如果能读懂面部颜色的确切含义，对于健康的指导意义会更大。

地球上的人种很多，肤色也不一致。由于气候和季节及工作环境的变化，人的面色也会有相应的改变，但是不管怎么说，只要面色明亮润泽有生气就是正常的。不健康的身体常常表现出多种异常的脸色，如苍白、潮红、发黄、青紫、黑色等。人的周身气血是上行的，集于面部，所以面部的气色可以直接地反映出内脏气血的盛衰，面色异常就是相应脏器活动状况的外显信号。

面色苍白

主要是由于气血不足引起。这样的人一般体质较差，多为虚症和寒症。另外，贫血和甲状腺机能减退、慢性肾炎、铅中毒也会引起脸色苍白。如果面部有白斑和白点，尤其是小孩子，也要注意肠道寄生虫病。饮食上如果营养不良，营养素不均衡，缺乏叶酸，铁质及维生素B_{12}，也会表现为面色苍白。

补救措施：针对这些情况，不同类型的患者要先确认自己属于什么情况，然后才能对症下药。气血虚亏的人要以补血为主，红枣和花生都有补血的功用。另外加强运动，促进血液循环也是保障身体供血的良方。切不要以为虚了就补，胡乱的补，有害无益。

面色潮红

面色潮红有暂时性的和经常性的。这两者很好区分。前者是生理上的反应。例如日晒、饮酒、发怒、害羞等都会使气血集中于面部，导致面色潮红，持续时间短暂。而病理上的面色潮红，多是热症引起。一般局限在颧骨部位，多在午后发生。通常伴有手足发热，失眠盗汗等症。这类人要提防高血压、心脏病和结核病。

补救措施：病理性患者的调养，应注意休息，保障睡眠，调养情志，另外要节制房事。

面色萎黄

从中医的角度讲，面色萎黄是脾虚的表现。脾的运化功能下降，使得清气不能上升，浊气不能下沉，郁积在中焦，体内的水分营养也得不到运化，出现血虚症状，因此面色萎黄。

面色萎黄又有阳黄和阴黄两种。阳黄如同橘子皮那样的颜色，因湿热而起。阴黄如同烟熏过的颜色，是寒虚郁积所致。面色发黄常见于黄疸型肝炎、急性胆囊炎、胆结石、肝癌等。

补救措施：面色发黄的人要注意养肝护肝。首先要注意控制情绪，不要急躁，生气。还要在饮食上注意调养，可以采用以肝补肝的方法，多进食一些动物肝脏。春季是最好的养肝季节，顺时调养可以达到事半功倍的效果。

面色青紫

缺氧导致经脉阻滞，气血不通是面色发青的主要原因。所以一些缺氧性疾患如先天性心脏病、肺病、心功能不全等多有此色出现，活动后更为明显。还有一些疾病，如痛疼包括平滑肌痉挛，胆绞痛等也会引起，但此时患者已有严重症状，颜色的变化只是一个伴随现象而已。

补救措施：肺部功能不佳者，应多去散步、慢跑并补充绿色蔬菜，增加蛋白质、矿物质和粗纤维的摄入。

面色发黑

中医认为脸色发黑是肾精虚衰的表现，多见于肾虚症、寒症及瘀血。此外，肝硬变、肾上腺素功能减退症、慢性肾功能不全、慢性心肺功能不全、肝癌等患者，也会出现脸色变黑。

补救措施：用补肾药物予以治疗。

以上简要介绍了一些面部所出现的病色与某些疾病的关系。而有时因外界环境、饮食、情绪等造成的一时性面色改变则不属于此列，它们会随着环境的改变、情绪的平稳而趋于正常。另外，常见于老年人面部的褐色斑块——老年斑，及怀孕妇女面部的棕色对称斑片——妊娠斑，则为正常的生理现象，不必大惊小怪。

解读眼睛的颜色

眼睛是心灵的窗口，也是健康的窗口。五脏六腑的精气，全部都汇注于眼睛。因此眼睛与全身的脉络相通。眼白、瞳孔的颜色变化以及黑眼圈都能透露出身体内的秘密。眼睛是一个可以直接传达疾患的器官，医生可以从对眼睛的外部观察中确诊大部分的眼部疾病。例如白内障，医生根据肉眼观察，可以初步确定其严重程度。不仅如此，眼睛的异常还可以昭示其他脏器的病变，在前言里已有论述。本节将从眼部颜色入手，解读眼睛的健康信号。

1. 眼白

眼白就是眼球壁上最外层的巩膜，占眼球表膜的大部分，起到保护眼睛的作用。正常人的眼白洁白，无异色，无斑点。如果出现颜色异常和斑点，就说明身体可能出现了状况，应该及时就医。

*眼白发蓝

医学上称之为蓝色巩膜。这种症状多是慢性缺铁造成的。铁是巩膜表层胶原组织中一种十分重要的物质，缺铁后可使巩膜变薄，掩盖不了巩膜下黑蓝色的脉络膜时，眼白就呈现出蓝色来了。而慢性缺铁又必然导致缺铁性贫血。凡中、重度贫血患者，其眼白都呈蓝白色。

补救措施：补血补铁是关键。主要应从饮食上调养，多吃一些含铁多的食物。含铁丰富的食物有动物肝脏、全血、肉和鱼、禽类，还有就是绿色蔬菜和豆类。黑木耳、海带、芝麻酱含铁都较丰富。

*眼白发红

通常是由细菌、病毒感染发炎引起的充血现象。倘若同时还伴有分泌物、异物感、发痒及眼痛等症状，应去医院眼科诊治一下。另外，血压高的人发生脑溢血之前、羊角风病发作之前和严重失眠者及心功能不全者，都会出现眼白充血发红的症状。倘如单侧眼白发红，应注意是否有性病感染。

补救措施：在出血的头两天，为眼部做冷、热敷。用有收缩血管作用的眼药水滴眼。保持大便通畅。

*眼白发黄

眼白发黄有两种情况，一种是生理性的变黄，主要是由于环境和日常行为引起。眼白是一层很薄的膜，下面有丰富的毛细血管。如果经常揉搓眼睛，压迫到这些血管，使得毛细血管微量出血，如果不能及时完全吸收，时间久了，就会沉积下来，使得眼白变黄。因此风沙大的地方的人容易眼白发黄。另外长时间使用电脑的人也要注意保护眼睛，不要让眼睛过于疲劳。还有一种是病理性发黄。这是疾病的外在表现。通常多见于肝病。当血液中分泌了过多的胆汁，眼白就会泛黄。原因在于肝脏和胆囊的功能运作不良，导致胆汁堵塞，混流入血液中引起，这就是通常所说的"黄疸"。像这种情况一定要到医院检查是否患有肝胆方面的疾病。如果真是肝胆疾病的话，应早做治疗。

补救措施：建议风沙天出门戴一副平光眼镜；在电脑前操作1～

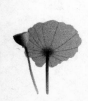

2小时后让眼睛休息10～20分钟（可看看远处和绿色植物）；注意眼部保养，可滴用明目护眼液；注意营养，多吃蔬菜，也可吃些维生素类的保健品；尽量不要用手揉搓眼睛，不适时可用其他方法消除（如沙尘可请人吹吹或用干净的手帕，纱布轻轻捂住眼睛，使眼睛流些泪水带出沙尘，或闭着眼睛休息一会）。肝病患者有一点很重要，就是不能乱吃药。所谓"是药三分毒"，不合适的药物往往会导致肝脏的进一步损害。相信街头游医，胡乱吃药将会付出惨痛代价。对于肝病患者来说，可以多喝一点凉茶。

*眼白斑点

白眼球上灰色或黑色斑点，多半有肠蛔虫症；白眼球上出现绿色斑点，可能患有肠梗阻；白眼球常有血片，这是动脉硬化，特别是脑动脉硬化的信号；白眼球常有小红点出现，这是毛细血管末端扩张的结果，最多见于糖尿病患者；白眼球上有黄色小点，质硬，多少不一，一般为结膜结石。

补救措施：时时关注眼睛是否有异常，若无明显疼痛或出血，可自行观察几天，但若病情恶化，应立即就医，作进一步检查。依据病情进行有针对性的治疗。

2. 瞳孔

瞳孔是眼睛最传神的地方，幽暗澄澈，流光闪动的眸子让人着迷。瞳孔颜色的异常影响的不仅是美观，它往往暗示着一些疾病的发生。

*瞳孔发白

多为老年白内障的信号。患白内障时，可以透过角膜发现瞳孔里出现白色，这是由于晶状体发生混浊的缘故。此外高度近视、青光眼、虹膜睫状体炎等也都可导致瞳孔发白。还有一些全身性疾病，如糖尿病、手足抽搐等并发症，也会表现为瞳孔发白。白内障是导致失明的最主要原因，占失明原因的第一位。

补救措施：如果发现眼睛出现这种情况，一定要及早去眼科、内科做详细检查，排除白内障的可能。

*瞳孔发红

多是由于受到外伤后造成，也可能是眼内出血性疾病，根据眼内出血的多少可有不同的形态，视力可有不同程度的损害。

补救措施：需及时就诊，加以治疗。

*瞳孔变黄

多为眼内肿瘤的表征，有时也可能是眼内化脓所致。医学上有一叫作"黑蒙猫眼"的眼部疾患，是视网膜母细胞瘤的表现。以手电光或灯光照射瞳孔，眼底深处发出夜间猫眼一般的黄光反射，给人一种不寒而栗的感觉。这种病在7～8岁以下的儿童中最为常见，有一定的家族遗传性，恶性程度极高，需尽早进行眼球摘除手术，若不及时处理，当细胞扩散到颅内、眼球外或远处脏器时就可致命。除了这种病外，其他一些眼内化脓性疾病偶尔也可引起瞳孔发黄。

补救措施：眼内肿瘤病情严重者，应及时摘除眼球。

*瞳孔变青

正常眼球内具有一定的压力，这对保持眼球内正常的血液循环和代谢，起着重要作用。当眼内压力过高发生青光眼时，可使瞳孔呈现出青色，这是由于角膜水肿及眼内一系列改变引起。青光眼病人，眼球会变得像硬橡皮一样，自己也会觉得双眼胀痛欲裂，不赶快求医，就有失明的危险。

医学博士建议：

有些人为了美观，经常会佩戴有色隐形眼镜，使瞳孔直接变色。但是如果镜片清洗消毒不严，则会继发感染；镜片曲径若与角膜不相适应，还会造成角膜磨损，上皮脱落，严重者会导致角膜溃疡或穿孔。

3. 黑眼圈

黑眼圈是美容的大敌，拥有一双熊猫眼，无论对谁都是件痛苦的事情，它不仅让你看起来萎靡不振，还会提示你一些健康讯息。

黑眼圈大致可分为两种，一种是血管型黑眼圈，是由于微血管内血液流速缓慢，血液量增多而氧气消耗量提高，缺氧血红素大增的结果，从外表看来，皮肤就出现暗蓝色调。由于眼睛周围较多微血管，因此睡眠不足、眼睛疲劳、压力大、贫血等因素，都会造成眼周肌肤淤血及浮肿现象，就会形成黑眼圈；另一种是色素型黑眼圈，成因则和年龄增长息息相关，长期日晒造成色素沉淀在眼周，久而久之就会形成挥之不去的黑眼圈；另外，血液滞留造成的黑色素代谢迟缓，也会产生黑眼圈。

黑眼圈的形成与作息习惯和代谢有直接的关系。经常熬夜，睡眠不足、过量饮酒和房事不节的人都容易出现黑眼圈。从中医上来看，出现黑眼圈是肾气虚损的表现，说明此人营养亏耗过大，精气不足，又得不到及时补充。肾脏是全身藏精纳气的场所，肾气亏耗过多，离百病缠身的日子也就不远了。不要以为自己年轻就可以透支体力，熬夜是要付出生命代价的。

如果身体亏损到了一定的程度，擦再多的名牌化妆品也无济于事。因此，不要仅仅为了美容才去关注黑眼圈，这是只见树木不见森林的愚蠢。只要维持好了身体的健康，黑眼圈也就不会来烦我们。所以去除黑眼圈还要从源头上抓起。

补救措施：既然是肾虚所致，补肾才是正路。我们不赞同吃药补肾，是药三分毒。食补，运动和健康的生活方式都可以恢复肾的元气。山药和莲子一起食用，具有固肾保精的作用。另外要加强运动，节制性生活，形成健康的生活方式。

对于色素型的黑眼圈，可以多补充维生素A，改善眼部色素沉着。花生、黄豆、胡萝卜、动物肝脏等食物都富含维生素A，多食用有助于消除黑眼圈。此外，按摩眼周的穴位，可以起到疏通经络，促进血循环的作用，能够加强色素代谢，也有助于黑眼圈的消散。

"红颜"可能是祸水

1. 红光满面不一定是好事

每个人都渴望拥有婴儿般细嫩的肌肤。由于年龄、生活习惯、疾病等因素，我们的肌肤在一天天恶化。肌肤颜色就像一个健康的晴雨表，不仅提示身体的营养状况，还能警报内脏的功能状况。说肌肤是脏器健康的反射镜一点都不夸张。

健康的肌肤首先要有光泽，还要细腻、色泽红润，柔软而富有弹性。拥有这样肌肤的人活力四射，人见人爱。现在来对镜检查一下，下面的肌肤颜色是不是属于我们？如果是，那么就必须提高警惕了。

面色红润当然是好事，可如果红得不正常，还伴有灼热和肿胀症状，那就是皮肤向我们拉响红色预警了。

皮肤发红，除了饮酒、运动等生理情况外，病理情况下主要是由于先天性的热性体质和外界环境诱发所致。热性体质的人俗称"火体子"，通常口干、面赤、唇红、舌红经常出汗，容易紧张，经常性便秘。这样的人应注意炎症和热症疾病。

除了天生是热性体质外，肌肤发红最普遍的原因是肌肤在营养不足、抵抗力下降的情况下，由外界环境诱发引起过敏反应。经常熬夜、睡眠质量差、饮食不当等都可破坏肠胃的消化功能，损害肌肤健康。生活压力过大，情绪不稳定也是导致皮肤发红的因素。一些过敏体质的人，遇到花粉、柳絮、灰尘等都会造成敏感性肌肤发红、脱皮、发痒。

补救措施：热性体质的人要多进食凉性食物，尽量多吃新鲜水果，保持饮食清淡，忌辛辣和油腻。多喝水，稀释血液的浓度，保证血液循环畅通。生活规律化，合理化作息。保持积极乐观的心情，心情亮起来，肤色才能亮起来！

2．皮肤暗黄病在脾胃

皮肤暗黄是由于多种原因引起的。生活习惯、外界环境以及器质性病变都可以引起皮肤暗黄。

空气中的污染物附着到面部，不能及时清扫，会阻碍皮肤的代谢，长期以往，皮肤表面的秽物与代谢产物就会慢慢渗透到皮肤内部，使皮肤变得粗糙暗黄，失去光泽与弹性。一些低劣的化妆品也是损害皮肤的刽子手。劣质的化妆品中含有过量的铅、汞等有害化学物质，长期使用，也可令皮肤变暗。

长期缺乏运动，身体及肌肤的新陈代谢减慢，导致体内囤积过多的废物废气，肌肤自然会变得暗黄，缺乏生气。如果经常承受很大的工作及生活压力，每天都感觉劳累、疲倦又休息不好，特别是内分泌失衡、情绪多变、爱发脾气均可使体内毒素淤积，面色暗沉。

从中医角度来说，肌肤出现暗黄、发灰的颜色，也反映了体内脾胃不和。脾胃起运化作用，一旦运化不调，血液循环受阻，代谢减缓，体内的毒素淤积不得外泄，就会造成面色暗黄无光。

补救措施：先从内部下手，从调节脾胃开始。每天要尽可能多喝水，清洁肠胃。在饮食上一定要减少吃油腻和甜食的次数和量，可以适当地吃一些瘦肉、坚果和豆类食品。把当归、大枣放在汤里，调节脾胃的效果不错。减少使用化妆品，不得已必须化妆的时候，回到家一定要彻底卸妆，切不可带妆睡觉。当然，还要记得多做有氧运动，如跳操、快步走、慢跑等，这样既可以舒解压力，调节情绪，还能帮助消化，改变肌肤暗黄的颜色。

3. 肾虚的黑色警报

除了紫外线照射导致黑色素增多，皮肤变黑外，皮肤变黑的一个很重要的原因是肾功能不足。为什么肾虚会导致面色发黑呢？中医认为肾主黑，肾气不足，气化功能下降，会直接影响脾胃的运化。

补救措施：改善"包公脸"要从肾上入手。强化肾功能，提升肾气是关键。肾虚有与生俱来的肾能力不足，也有后天饮食和生活习惯造成的肾亏。肾不足就要补，补足肾亏，饮食上要多吃黑色或触感滑溜的食物。养成良好的生活习惯，节制房事。注意防寒，冷是肾的大敌，天气变凉后要注意保暖。

头发对身体的色调表达

"肾其华在发，发又为血之所余，血盛则发润，血亏则发枯"，中医的这句话说明了头发与肾和血有着密切的联系。肾气足，血气旺则发色油光黑亮，肾气虚，血气亏则发色枯黄干燥。因此，发是气血充足的指示标。头发的生长、脱落、润泽、枯槁，都与人的肾及气血有关系。要想拥有一头美丽秀发，肾精和气血是两大不可或缺的要素。常见的异常发色有"黄毛儿"和"少年白"。

一、黄毛儿

中医认为枯黄发大多属于肾气不足，精血亏损。这种情况要注意检查是否患有肝胆系统疾病。除此之外，还有另外一些因素导致头发枯黄。主要有以下几类，如果我们能对症下药，就可以把失掉的黑发找回来。

1. 功能性黄发

主要是由于体内黑色素细胞生成障碍所致。疲劳，内分泌失调和化学物品的刺激都可阻碍黑色素的形成。

补救措施：这种情况可以通过饮食进行调节，首蓿菜对此类黄发有很好的疗效。首蓿中的特殊成分能复制黑色素细胞，可再生黑色素；此外，黑芝麻能生成黑色素源，多食有助于去黄变黑。

2．营养不良性黄发

主要是因为饮食结构不合理，饮食中缺乏必要的营养素。蛋白质和热量摄入不足会使头发变得干枯。缺乏脂肪，毛发毛囊分泌的油脂过少，将使头发枯黄没有光泽。铜的缺乏会导致头发颜色的改变或变淡。而铁在保证运送到头发的血液的含氧量上起重要作用。

补救措施：这类情况就应该注意均衡饮食，保证营养素的全面。鸡蛋、花生、大豆、黑芝麻、核桃中含有构成头发主要成分的胱氨酸及半胱氨酸，是养发护发的最佳食品。

3．酸性体质黄发

过量的摄入高脂肪高蛋白的食物，导致血液呈酸性是这类发质的成因。

补救措施：改善方法是多进食碱性物质，平衡体液的酸碱度。常见的碱性食物有海带、鱼、豆类和蘑菇等。

4．辐射性黄发

长期受射线辐射是这类黄发的成因。

补救措施：那些经常从事电脑、雷达以及X光等工作的人应注意补充富含维生素A的食物，如猪肝、蛋黄、奶类、胡萝卜等，还可以多吃能抗辐射的食品，如紫菜、高蛋白食品。

二、少年白

少年白不仅给孩子带来了苦恼，这也是一种病理现象。毛发的颜色取决于毛皮质中色素颗粒的数目、大小和分布，以及色素性质和各种光学效应。老年时头发变灰或变白是一种生理现象，与毛球中酪氨酸酶活性逐渐丧失有关。青壮年甚至少年长白发俗称"少年白"，除遗传因素外，血热内蕴、多忧虑、精神紧张也可使黑素细胞形成黑色素的功能减弱，黑色素形成减少，酪氨酸酶的活动减低，头发由黑变白。中医也认为白发与肾虚和脾弱有关。

补救措施：患者首先应到医院检查肾脾和血液的情况。在饮食和情绪上进行辅助治疗。饮食中多补充铜、铁等微量元素，多吃一些有助于黑色素形成的食物，例如鸡肉、瘦牛肉、瘦猪肉、兔肉、鱼及硬果类食物中含有丰富的酪氨酸，它是黑色素形成的基础。还要注意B族维生素的摄入。医学家现已确认，缺乏维生素B_1、B_2、B_6也是造成少白头的一个重要原因。除饮食调节外，减轻压力和心理负担也是很有必要的。

五颜六色的嘴唇与内脏

人们一向注重保护自己的嘴唇。细嫩的、敏感的嘴唇不只显示一个人的外貌，它还能反映出一个人的身体健康状况。健康的唇色是粉红色的，如果唇色不正常，可能是健康状况不好哦！以下是几种异常的唇色，我们可以对镜自检。

1. 唇色淡白

双唇泛白，属气血亏损，或阳虚寒盛、贫血、脾胃虚弱。若上唇苍白泛青，多是大肠虚寒，泄泻、腹痛、畏寒；若下唇苍白，多是胃虚寒。这种现象在妇女中比较普遍。

2. 唇色深红

唇色深红，并不是好事情。红色代表内热。内热分实热和虚热。实热最常见的表现是发烧，整个面部都会变红。虚热则是局部发红，如唇和颧骨部位。虚火旺盛，嘴唇鲜艳如火，实热不仅唇色深红，还会伴有干裂。唇色深红的人要注意心脏病、肺病、心脏衰弱等问题。

3. 唇色青紫

心脏和肺部有问题会影响人体内经过血液输送的氧的数量。如果氧的数量明显降低，首先就从嘴唇发紫上表现出来。嘴唇发紫多属气滞血瘀，血液不流畅，若非因为气温过于寒冷，有可能是有贫血、心脏方面问题。要特别注意心血管疾病。

4. 唇色发黑

唇紫黑而乾焦，是大病徵象，如肝硬化、肝炎。唇色变化多端，两小片肌肉，有时会同时出现不同的颜色。例如唇边发黑，但内唇淡白，显示人既有实热，亦气血亏结。

5. 唇色淡黄

如果同时伴有脸色和肤色淡黄，很有可能是肝功能不好。

补救措施：时时观察自己的唇色，如发现出现以上症状，应及时到医院作详细检查，早发现早治疗，对症下药。

吐舌头看健康

平时我们照镜子最先观察到的是脸色、眼睛和嘴唇，藏于口腔内的舌头，常常被我们忽略。其实舌头更是人体健康的情报库。通过舌头的颜色、形状、大小和舌苔的情况，不仅可以观测到一个人的体质强弱，有无疾病，还可以获知血液的质量、体内水分是否充足以及内脏的状况。本节要教大家透过舌头的颜色检测身体的健康状况。

正常的舌头颜色应该为粉红色。异常的舌色主要有：

1．舌色赤红

有时，当我们早上起床，会发现自己的整个舌头看起来都非常红，这就是我们所说的内热症状。按照发红的程度可以分为红舌和绛舌。顾名思义，后者会比前者更深一些，热的程度也会重一些。还可以根据热的性质分为"实热红绛舌"和"虚热红绛舌"。前者是由急性温热引起的，采用清凉药物就可有好转。而后者多见于慢性消耗性疾病，历时持久，治疗缓慢，主要因阴虚所致，在补阴的同时要兼顾脾胃。

2．舌色淡白

舌头的表面有丰富浓密的毛细血管，因此舌头的颜色在一定条件下可以反映出血液的状况。如果舌色淡白而又缺乏血色，说明身体供血不足，可能是因为贫血的缘故。体质虚弱的人多有此种表现。

3. 舌色发紫

相信很多人都有被门夹过手指的经历，过一段时间之后，手指的颜色就会变成紫色。这是为什么呢？因为手被挤压之后造成血液流通不畅，使集中淤积在一起的血液浓度变大，颜色加重，从而导致血液呈现紫色。同样的道理，舌色如若发紫，很大程度上是由于血液的黏稠度上升，血液循环不畅造成的。

4. 舌头偏紫

如果出现舌头的颜色偏紫，这个时候患心脑血管疾病的可能性会更大。并且通常会伴有各种疼痛，如腰肩酸痛，手指僵硬等。

我们再来说说舌苔。舌苔的颜色也是身体健康的一个重要显示器。正常人的舌苔为色薄白而湿润，干湿宜中，不滑不燥。如果舌苔颜色发生明显的改变，则表示脏腑出现了问题。不同的苔色会反映出不同的问题。

5. 白苔

一般表示为表证、寒证。舌苔薄白而润为正常的状态，同时，苔薄白表示病在体表而未入里内。我们可以把它分为几种情况：舌苔薄白而过于润滑，多见于表寒证；苔薄白而干燥，为表热证或感受燥邪；舌苔白厚而干燥，代表因湿浊化热而伤津；舌苔满布白苔，抚之不干燥，称之为"粉白苔"，可能得瘟疫病；苔白且干燥，称为"糙裂苔"，多见于温热病；舌淡苔白而滑润，代表寒证或寒湿证；舌苔白滑而黏腻，多见于体内有痰湿或湿困于脾而不能发；舌苔白滑而腐，为胃腑蕴热，这时情况就较严重了。如果苔白如雪花片而质干枯者，称为"雪花苔"，表示脾虚寒冷；至舌满口生衣，出现霉苔或生糜烂点状，则为胃气衰败之急状，脏气将绝之危候。

6. 黄苔

黄苔主里表热证，说明邪正相争十分的激烈，病已由表入里，邪已由津化热。大致我们也可以把它分为下面这几类症状：苔薄黄厚而干燥，则里热盛，津液因之受损。苔黄干燥生刺，舌有裂纹状，为里热极盛所至，会造成津液大伤，脏腑大热；舌苔黄厚而腻，是多为痰热、食积或湿热内蕴而成；舌苔黄滑而润，为阳虚表现，则应采阳补虚。

7. 灰苔

灰苔主里证。苔灰薄而润滑，多为寒湿内阻而不排，或痰饮内停而不通。苔灰而干燥，为热病或阴虚火旺。需要疏火解热。

8. 黑苔

黑苔主要是舌呈现丝状、乳头增殖变黑所致。大致分为棕黑、灰黑、焦黑直至漆黑等，程度深浅不同，大多是由于黄苔或灰苔转化而成。如果我们发现自己的舌头呈现这种苔色，一定是病期较长，表明病情极其严重，应该尽快就医；苔黑而干燥，为热盛津亏；舌尖苔黑而干燥，为心火盛；苔黑而润滑，为阳虚阴寒极盛。

补救措施：如发现以上情况出现，都应该及时就诊，对症下药，千万不要自作主张。

双掌定疾病

人体手掌有特定"位"与体内的器官和脏器相对应。因此，通过手掌我们可以获知身体的健康状况。

脏器在手掌的对应位置也遵循男左女右的原则。其分布规律是以中指的中轴线为界，大拇指一侧对应着身体的左侧，小拇指一侧对应身体右侧，中指的根部指示头的方向，手掌的根部指示最下方的脏器。例如，以中指为起点，中指根节与手掌相接的部位代表头部，依次往下是眼、鼻、咽、胃、肾脏、生殖器官。每一种器官出了问题，都会在手掌的相应部位显现异常。

手心手背都是情报，不要只顾手掌忽略了手背。运动系统的主要状况要从手背来体现。对应规律是：自手背中指根部到手腕的连线，上1/4对应颈椎、中间2/4为胸椎、下1/4为腰椎。

手掌通过气、色、形这三种电波来传递健康信号。其中气与色是最关键的。如同看一个人首先要看眼睛有无神采一样，看手掌也要先看气色，也就是观察整个手掌的光感、润泽度。手部皮肤颜色光亮，摸起来润泽，说明健康状况很好。如果手部气色不好，晦暗没有光泽，说明手"无气"，人无气则死，手无气当然就会生病，这说明此时人体的免疫力很低。如果局部出现晦暗枯槁，就表示该位置对应的脏器出现了严重问题。

观完气再观色。手掌呈现黄色表示患有慢性病的可能很大，如果满手金黄色提示患有肝脏方面的疾病，例如黄疸。如果仅仅是某一个手位上出现黄色斑点，则说明这个脏器曾经患过病，若其中还伴有杂色，提示患有慢性病。红色反应的情况很复杂：如果满掌潮红表示有热症。如果在某一掌位上出现红色，则说明该部位有很严重的炎症。手掌呈白色，常见于贫血、出血症，并提示肺有疾病，或体内有炎症；手掌呈青绿色，常见于血液循环障碍，代表痛症或心脏传输不佳。手掌中间呈黑色，常见于肠胃病，手掌与手指上有青筋暴露，是肠内有大便停滞的表现；手掌呈蓝色，常见于肠道功能障碍，呈黑色，常见于肾脏疾病。

医学博士建议：拍拍手，疾病走。

中医认为既然掌位可以反应内脏的情况，那么有效的刺激掌位，自然就可以调整内脏的气血。从临床实践上看，点揉、按摩、针刺、放血都能起到很好的调节作用。但患者必须在专业医生的指导下进行，不可自己乱诊乱治。

有一种既简单又安全有效的治疗方法，那就是拍掌和按摩，患者可以在家自己做。

拍掌：每天掌对掌连拍200下，力度不要太重也不要太轻，以击出明亮声响为宜，坚持200下之后再休息，效果最好。

按摩：也就是对手背进行推拿，方法是用一只手的拇指和食指上下按住另一只手的手掌，从中指和手掌的连接处开始往掌根部反复推揉。这种方法可以缓解脊柱的疲劳。

指甲颜色自查

正常人的指甲应该是红润的，坚韧而呈弧形，带有光泽，用手按压指尖，放开手后血色立即恢复，这说明气血充足、血液运行流畅，健康情形良好，精神愉快很有活力，做什么事都很有效率，也比较不容易出错。如果指甲出现了以下特殊的颜色，我们就要注意了。手指和脚趾基本同理。

1．指甲呈乳白色

指甲颜色苍白，缺乏血色，多见于营养不良，贫血患者；此外如果指甲突然变白，则常见失血、休克等急症，或者是钩虫病消化道出血等慢性疾病。需要注意的是，如果指甲白得像毛玻璃一样，则是肝硬化的特征。此时应注意养肝护肾，一定要控制自己的不良情绪，疏散郁积之气。

2．指甲呈灰色

多是由于缺氧造成，一般抽烟者中比较常见；而对于不吸烟的人，指甲突然变成灰色，最大的可能便是患上了甲癣，初期指甲边缘会发痒，继而指甲还会变形，失去光泽变成灰白色，如灰指甲。

3．指甲呈绿色

指甲部分或全部变绿，如不是长期接触洗涤剂或肥皂所致，则有可能是感染上绿脓杆菌。

4．甲色发黄

指甲变黄，在中医上认为多由湿热熏蒸所致，常见于甲状腺机能减退、胡萝卜血症、肾病综合症等；西医则认为指甲偏黄多半与体内维生素E的缺乏有关。如果所有的指甲都变黄，就必须接受治疗了，因为那是全身衰弱的征象。

5．指甲呈青紫色

通常因为缺氧所致，若为全身性，则多为先天性心脏病、慢性肺部疾病、心力衰竭等疾病引起的动脉血缺氧所造成的。

此外，指甲颜色在短期出现的一些变化也不容忽视。有一天，当我们忽然发现指甲上出现一道道红线，这时就要提防患高血压、风湿病或心脏病。指甲变紫，常见于心脏病、血液病。要注意自己的健康，不要太过劳累，安排好作息和睡眠。指甲上有白色斑点表示有蛔虫或最近患过病毒性感冒，缺钙的指甲上也会有白色斑点。如果指甲颜色变黄、变薄且生长明显缓慢，有可能是患上哮喘、结核病或支气管炎等疾病。

医学博士建议：健康指甲建议

1．保持指甲干燥清洁，这样可以防止细菌或其他微生物在指甲内聚集，引起感染。

2．一些美甲产品含有挥发性溶剂，如酒精和甲醛，它剥夺了健康指甲所需的重要营养元素，因此要慎选甲油和去甲水，最好选用无丙酮成分的去甲水，因为丙酮除了会让你的指甲变得脆弱之外，还会在指甲上留有一层白色雾状物。

3．如果脚趾甲很厚，难以修剪，就要在温水中泡脚5到10分钟，待指甲变软后再修剪。

4．凡士林滋润度高，是很好的护手和护甲产品，在夜晚就寝之前，适量涂抹在手指及指甲上，轻轻按摩，长此以往，指甲会如粉色珍珠般有美丽的光泽。

5．不能过于频繁地美甲。指甲表层有一层像牙齿表层釉质一样的物质，能保护其不被腐蚀。美甲时把指甲表层锉掉，指甲就失去了保护层，从而对酸性或碱性物质的腐蚀失去抵抗力。因此经常美甲会引起指甲断折，颜色发黄或发黑。

不同齿色要警惕不同疾病

"齿健人长寿"，牙齿犹如一面镜子，作为唯一的外露骨骼，牙齿的健康状况能够反应出全身的骨骼情况。牙齿的好坏不仅仅提示骨骼本身的状况，我们知道，骨骼的健康与身体的钙质有关。从外界获取的钙是不能直接作用于骨骼的，它必须经过"活性化维生素D"的作用才能被吸收，而维生素D必须经过肝脏和肾的作用才能被活化。肾脏还可以通过循环把尿液中的钙质重新输送回人体。也就是说，如果肝肾的功能不好，即使在饮食中摄取再多的钙也是白费。中医上有"肾生髓，主骨，齿乃骨之余"的说法。

透过牙齿颜色可以获悉内脏的健康状况，牙齿颜色异常主要有以下几种情况：

1．牙齿无光泽

健康美观的牙齿应该有如珍珠般动人的光泽。如果牙齿颜色晦暗，看不到光感且经常觉得牙齿干涩，牙面较粗糙，触摸无滑感。

　　除了牙釉质发育不全，牙髓坏死等牙齿本身的疾病外，慢性的消耗性疾病也是导致牙齿无光感的一个重要原因。这类人要警惕冠心病、糖尿病、胃病、癌症晚期等。

2．牙齿发灰

　　这是牙齿蛀虫在作怪的信号。虽然每个人因为先天或后天的原因，牙齿的颜色不尽相同，但是如果你发现某颗牙齿跟其他的牙齿整体色调不一致，明显发灰，很可能蛀虫已经深藏其中了。这时千万不可小觑，应及早就医，否则，等感觉到牙疼的时候，蛀虫已经深入牙髓，想治都难。

　　医学博士建议：

　　建议养成早晚刷牙，饭后漱口的习惯，少吃含糖量高的食品，多吃粗粮与纤维含量高的食品，它可起到自洁作用。使用含氟牙膏和漱口水，因氟能使脱矿的牙齿重新矿化，氟的沉积可提高牙齿的抗酸力，氟也可降低主要致龋菌的活力。建议使用牙线，尤其牙齿排列不整齐时，因它能彻底清洁牙缝，也不会引起牙缝增宽。　定期作口腔检查，接受医生的专业指导及预防性治疗措施。儿童刚萌出的恒牙可作窝沟封闭等预防措施。

3．牙齿发黑

　　表现为牙侧有焦枯发黑的断面，牙齿的凹面处有黑色斑渍，牙齿与牙龈交界处有黑色牙垢。发黑的牙齿不仅严重影响整体美观，而且还会导致牙龈出血、坏死、萎缩等牙周疾病。

牙齿发黑一般由两个原因所致。一是牙釉质发育不全，牙釉质位于牙齿表面，其颜色与钙化程度密切相关，钙化程度越高，釉质则愈透明。若釉质中钙质补充不足则使牙齿呈现出黑色或褐色。二是牙菌附着形成牙菌斑，牙菌中的乳酸杆菌附着在釉质表面，分解口腔中的食物残渣后产生大量有机酸，这些酸性物质可以腐蚀牙齿，使牙齿颜色逐渐变黑。

医学博士建议：

注意补钙。日常饮食中的蛋类、肉类及豆制品均含有丰富的钙，可以多摄取这类食物。

饭后刷牙，清洗口腔中的食物残渣，减少牙菌斑的形成。

4．牙齿变黄

健康的牙齿乳白亮丽，犹如片片白瓷。牙齿变黄的原因有很多，饮食生活习惯、药物、疾病等都可导致牙齿变黄。饮食生活上，长期抽烟，喜欢喝茶和咖啡的人容易使色素沉积导致牙齿发黄。四环素牙是最常见的药物原因引起的黄牙，婴儿如果长期服用四环素，四环素与牙齿中的钙离子结合成稳定的钙盐，分布在牙齿表层，导致牙齿变黄。另外，牙髓坏死也是导致牙齿黄变的一个重要原因。

医学博士建议：

建议每顿餐后都要漱口刷牙，如不能做到至少也要早晚刷牙，保持口腔清洁，防止蛀牙。少抽烟，少喝咖啡、茶等有色素类饮料。

5．牙龈红肿或出血

中医理论将牙龈看作是胃的一部分，如果出现牙龈红肿，应该考虑一下是否有患胃炎的可能。如果在红肿的同时还有松动的现象，则可能患有牙周病。牙周病不光是由于钙的摄取不足和细菌引起的。过度疲劳造成免疫力下降也会导致牙周炎的发生。肾脏功能不好，钙质吸收不充分，是导致牙齿骨骼变弱的内部因素。

牙龈出血不仅发生在牙病患者身上，肠胃不好的人在刷牙的时候也会出现牙龈出血的现象。因为肠胃功能不好，消化和吸收能力减弱，使得血管异常脆弱，当牙刷的刷子碰触到牙龈时，就会导致毛细血管破裂。

医学博士建议：

进食时要细嚼慢咽，不仅有助于改善肠胃功能，还可以强化牙齿，另外，充分咀嚼可以使口腔分泌充足的血液，能促进食物的消化。

第二章
变化的体态变化的健康

　　从形态上讲，世上没有两片完全相同的树叶，自然也就没有完全相同的人。有人高，有人矮，有人胖，也有人瘦；有人眼睛大，有人鼻梁挺，有人额头阔，有人眉毛稀；每人形体各异，千差万别，但健康的形体不离一个常态。身体的每一个部位，从头到脚都有一个正常的形态范畴，偏离了常态的身体就是不健康的。

变形人的健康秘密

　　人人都希望自己拥有一个健美匀称的体型。男子的健美身体，洋溢着蓬勃的阳刚之美，女子玲珑的曲线，充满着柔婉之美。

　　那么，什么样的体型才是健美的呢？健康匀称的体型应该是：男性肌肉发达、平衡，骨骼健康；女性体态丰满，曲线柔美，无肥胖臃肿之感；双肩对称，男宽女圆；胸廓宽厚，比例协调，男性胸肌圆隆，女性乳房丰满，挺而不垂；身高比例合适，从整体看，上下部分没有比例失调的感觉。

　　体型健美不仅是衡量人体美的一个重要标志，更是人体健康的象征。而体型胖肿、消瘦，或身体各部分比例失调者，既失去了人体外在的一种美感，往往也预示体内隐藏着某种疾患。

1．异常高大

　　也就是通常所说的巨人症。此病是由于激素分泌过于旺盛所导致，在婴幼儿时期就开始发展，主要表现在躯干及内脏生长过快，在10岁左右已经跟成人般高大，之后持续生长直到30岁左右，最高的可达240厘米甚至更高。垂体瘤患者多发此病。此病早期可发展成垂体性糖尿病，成长高峰过后开始衰退，表现为精神不振，四肢无力，毛发脱落，外生殖器萎缩，智力迟钝等。患此病的人一般都寿命较短，常常死于肺炎。

2．异常矮小

　　一个人的身高主要取决于遗传因素，父母矮孩子也会矮。但如果一个人成年后的身高还不足130厘米的话，多数是患了侏儒症或呆小症。侏儒症是由于垂体前叶生长激素缺乏而导致发育迟缓，身体异常矮小，但智力发育跟常人无异。呆小症是由于婴儿出生后，甲状腺功能减退，引起的生长发育障碍，不仅身形矮小，而且智力低下。

3．肥胖

肥胖是体内脂肪过多积聚的表现。原因最主要是摄食过多，摄食量超过消耗量，过剩的营养物质转化为脂肪积存于体内造成的。另外内分泌、遗传等也有影响。肥胖主要分为单纯性和继发性肥胖两种。单纯性肥胖者脂肪分布均匀，先天的遗传因素较多；继发性肥胖，多由于某些内分泌疾病引起。如下丘脑病变、肾上腺皮质功能亢进、甲状腺功能低下，另外2型糖尿病、胰岛细胞瘤、功能性低血糖症等，也会出现继发性肥胖。

不管是哪种原因造成的肥胖，对人体健康都是有很多危害的。医学数据表明，肥胖者中，患高血压、心脏病、糖尿病等疾病的机率都明显高于体态正常的人，且平均寿命也低于正常人。

肥了就要减，但是要采用科学的方法，单纯依靠节食，在短期内或许会有效果，但同样是以付出健康为代价的。手术去脂虽然见效很快，但危险大，说不定还会留下后遗症。最科学的减肥方法是合理饮食，不暴饮暴食，均衡营养，然后通过体育锻炼来消耗体内脂肪，维持摄入和消耗的平衡。如果是因为内分泌或疾病等原因引起的肥胖，要及时就医，以防病情加剧。

医学博士建议：

1. 提高认识：充分认识肥胖对人体的危害，了解各年龄阶段易发胖的知识及预防方法。

2. 饮食清淡：采取合理的饮食营养方法，尽量做到定时定量、少甜食厚味、多素食、少零食。

3. 加强运动：经常参加慢跑、爬山、打拳等户外活动，既能增强体质，使体形健美，又能预防肥胖的发生。

4. 生活规律：养成良好的生活规律是很有必要的，每餐不要太饱，合理安排和调整好自己的睡眠时间。

5. 心情舒畅：良好的情绪能使体内各系统的生理功能保持正常运行，对预防肥胖能起到一定作用。

4. 消瘦

消瘦者常给人营养不良的感觉，皮肤容易松弛，肌肉无力，面色萎黄。造成消瘦的常见原因有摄食障碍，消化障碍和消耗增多。

摄食障碍多是由于疾病引起。例如高烧的时候就常常食不甘味。食管和肠胃疾病是造成不能正常饮食的主要病源性因素。

有人吃饭很多，可就是不见长肉。这就是消化吸收方面出了问题。食物进入胃之后不能被好好消化，营养物质在小肠内得不到充分吸收，身体一直处于消耗大于吸收的状态，怎么可能胖的起来？

消耗增多，一个是由年龄阶段决定，一般青年人尤其是处于青春期的孩子，活动量大，身体发育迅速，能量需求量增大，因此，如果此时供给不足，很容易造成消瘦。另外一个引起消耗增多的原因是某些消耗性疾病。例如，一些内分泌疾病（如甲状腺功能亢进）、恶性肿瘤、糖尿病等，都可引起体内热量，脂肪和蛋白质消耗增多，长期以往，造成机体的消瘦。

医学博士建议：

1. 养成良好的生活习惯。如按时睡觉、定时起床、保证充足的睡眠和休息、晚上不做过于激烈的运动、睡前温水洗脸等。良好的生活习惯可促进食物消化吸收和利用。

2. 饮食要科学合理。要按时吃饭，不偏食、挑食，营养搭配要均衡。每天要保证三餐定时、定量、定搭配。做到因人而异，保证摄入量充足。

3. 积极治疗消化系统疾病，如慢性胃炎、慢性肠炎等，防止摄入充足但消化吸收不好导致的营养缺乏。

4. 适当运动。很多人在公司上班，整天都离不开办公桌和电脑，运动非常少。这样不利于食物的消化吸收，所以要多运动，散步就是一个不错的选择。

5. 不要让工作耽误三餐。这主要指的是工作强度大的白领等，工作一忙，很多人一天只吃一顿饭，有的甚至忘记吃饭。这样做的结果是营养物质摄入不中，对生理和心理均有所影响，出现工作效率低、易发火等现象，长期下去就会体重减轻。所以要按时、按量、按营养吃饭。

6. 保持乐观情绪，防止精神原因造成的厌食。身体是工作的本钱，有些人精神抑郁、生闷气时不想吃饭。一次、两次还可以，如果长期这样，就会出现厌食，最终导致消瘦。所以保持积极乐观的精神状态可以防止消瘦。

7. 对一些慢性病，如甲亢、糖尿病等，要在治疗疾病的同时，特别注意饮食禁忌和营养搭配。做好既不影响治疗，又防止由于营养不足而导致的消瘦。

5．比例失调

"腰臀比"是目前非常强调的一个身体比例概念。腰臀比是指站立时测量到的腰部和臀部的比例。这不仅是一个审美指标，更是一个健康指标。

"将军肚"就是典型的腰臀比例失调的表现。医学研究表明，这些"将军们"更容易患心脏病，尤其是冠状动脉粥样硬化性心脏病。因为这类人体内的高密度脂蛋白水平偏低，而这种蛋白是体内的"清洁工"，它能将体内一些过剩的脂类清除掉，减少血管内壁的沉积垃圾，从而降低发病率。

怎样才能确定腹部是否肥胖？男子腰臀比应在0.85～0.9之间，女子为0.75～0.8之间，如大于上述比例即为腹部肥胖，这时应引起重视。

简单的节食并不能达到最佳的腰臀比例，节食可以让腰瘦一些，但同时臀部的圆润感可就没了，这样的减肥只能使重量减轻而不会改变身体的比例。要想达到标准比例的范围，还是要靠运动。有侧重点的运动健身，可以很好的调整身体的比例。拿"将军肚"来说，应侧重选择锻炼腹部肌肉的运动。

医学博士建议：

1．全身性伸展项目：全身性伸展项目内容非常多，如徒手操、轻器械操、健美（身）操、引体向上、双臂屈伸、屈臂伸摆浪、悬垂摆动、摆腿、压腿、踢腿、劈腿、等等。

2．协调性项目：这类项目包括球类运动、游泳、滑冰、滑雪、舞蹈、活动性游戏等等。

3．跳跃项目：这类项目有原地单、双足跳、行进间单足和双足跳、跨步跳、蛙跳、纵跳摸高、立定跳远、立定多级跳远、跳橡皮筋、跳绳、支撑跳跃、跳越障碍等等。

4．短距离竞赛项目：短距离竞赛项目包括田径径赛项目50米、60米、100米、200米、400米和4×100米接力跑和游泳等。

眼球异常警示录

对眼球的观察，需要注意外形和运动两方面内容。正常人眼球形态大小相同，曲度适中，活动灵活。眼球异常主要有下列几种情况。

1．眼球突出

也就是我们俗称的金鱼眼。引起金鱼眼的病因有很多，有些是由于眼部疾患引起，例如高度近视患者、先天性的青光眼、眼部的炎症和肿瘤，这些疾病的外显症状都可表现为眼球突出。另外一些全身性疾病，功能性疾病也会出现这种现象。例如甲状腺功能亢进者，除表现在眼球突出外，还有一些其他特征，如眼睑不能随眼球的转动做协调一致的运动，双眼不能适度内聚，抬眼往上看时也不会出现抬头纹等。

出现眼球突出症状，除深度近视外，一定是疾病引起的。所以，一定要及早就医。有一位妇女出现了眼球突出症状，去医院检查后，发现是颅内有肿瘤，压迫眼部神经所致。

2. 眼球凹陷

眼睛的内溶物大部分是水，如果双侧眼球同时凹陷，很可能是严重脱水引起，例如连续腹泻造成体内水分大量流失。如果一边眼球凹陷，另外一边不凹陷，多由于疾病引起。

这里要明确的是眼球凹陷和眼睛凹陷不同。眼睛凹陷不一定是疾病所致，可能是过于疲劳或者先天眼部肌肉少。当然，眼球凹陷会伴有不同程度的眼窝下陷。

3. 眼球运动异常

正常人的眼球应该是灵活自如的，上下，左右，顺转，逆转都不会有问题。眼球转动不自如，不仅人看起来呆板无神，还可能患有潜在的疾病。我们通常所见的斜眼、上翻眼都是严重的眼球运动异常表现。

眼球的灵活运动主要受到三条神经的支配，当这些神经出现问题时，眼球的运动就会受到影响。所以，很多精神分裂症患者眼球运动异常。还有一些脑部疾病也会破坏这三条神经，主要为脑炎、脑膜炎、脑脓肿、脑肿瘤，以及一些脑血管病变。

> 医学博士建议：炼就火眼金睛
>
> 食养：电脑的普及和应用使我们的眼睛经受了前所未有的考验，保护眼睛越来越被大家关注。所谓的食养也就是坚持多吃多饮对眼睛起到保护作用的东西。眼睛视物的过程需要维生素A的参与，视神经的传导又需要维生素B族的帮助，维生素C可维护血管的健康，维

生素E具有抗氧化作用，对治疗某些眼病有一定辅助作用。日常饮食就要多吃富含这些维生素的食品。例如牛肉、动物肝脏、胡萝卜、山药、菠菜、玉米、红枣等。也可用人参、枸杞、菊花、罗汉果等泡茶饮用，既方便又补足了饮食的缺陷。

水养：保持用凉水洗脸的习惯，可以促进眼部血液循环，减少眼疾的发生。因为眼睛属肝，喜凉怕热，肝火过旺，会使眼部红肿、发干。眼睛疲劳时，偶尔用凉水冲洗一下可以缓解症状。

动养：不仅身体要运动，眼球也要时时活动。运动眼球可随时随地进行，工作间歇可以舒缓眼睛压力；凭栏远眺，也有利于保护视力。在做眼球运动时不可过急，不然会有头晕目眩之感。

牙齿关系多种疾病

健康的牙齿应该像一棵枝繁叶茂的大树，色泽光洁，坚固不松动，繁茂不稀疏。拥有一口健康牙齿的人，不仅肾气充足，经络畅通，整个人也充满阳光健康的活力。一个满口龋齿，张嘴臭气熏天的人，是不会有人愿意接近的。

在上一章我们已经讲到了如何通过牙齿的色泽解读健康的讯号，这节我们将从牙齿的形态入手，看看那些"变态"的牙齿，给我们怎样的警示。

1．牙齿松动

健康的牙齿牢固地嵌入牙龈组织下，犹如一棵根深叶茂的大树，牢固的扎根在泥土里。

健康的牙齿只有在咀嚼食物时才出现微微的松动，如果平时用手摇动牙齿，有很明显的晃动感，那就说明牙齿有毛病了。中医认为"肾主骨"而"齿又为骨之余"，牙根不坚是肾气虚衰的表现，多见于老年人。患有牙周疾病和牙龈炎也会导致牙齿松动，因为牙周长期受到炎症的刺激，内部纤维组织逐渐被破坏，牙齿就会产生松动。另外，颌骨骨髓炎、颌骨内肿瘤、糖尿病等也可以破坏牙周纤维，使牙齿出现松动。

医学博士建议：

出现牙齿松动要对症下药。牙齿的主要成分是钙，补钙有助于保持牙床骨头的密度，增强抗细菌侵蚀的能力。一定量的维生素D可以帮助钙在牙床和牙齿内的吸收，可以帮助修复牙齿。既然牙齿与肾有这么深刻的渊源，健齿就要先补肾。牙齿不好的人，日常饮食可以有意识地多吃一些补肾食品，例如核桃、黑木耳、杏仁等。另外要经常做一些健齿运动，如时常扣齿，可以增强牙周组织的血液循环，保护牙龈和牙周的健康。

2．牙齿稀疏

健康的牙齿排列整齐，紧密有致。但我们也经常看到牙齿很稀疏的人，牙与牙之间的缝隙特别大，甚至可以再挤进一个牙。牙齿稀疏不仅影响美观，还会破坏牙齿健康。

有些人牙齿稀疏是先天形成的。一种情况是牙颌骨过大，而牙齿的大小正常；另一种情况是牙齿小，牙颌骨正常。这两种情况都是先天发育不良引起的，就像鞋子大脚小一样，难免会有空隙。

后天的牙齿稀疏多是病理性的。例如成长期缺钙，会导致牙齿形态较小，老年人肾气渐渐虚衰，牙齿和牙龈萎缩，也会出现牙齿稀疏的现象。此外，慢性牙周炎也会造成牙槽骨吸收和牙龈萎缩，过早暴露牙根，看起来也是牙缝增宽了。

如果长大后不想有一口大缝牙，就要从小抓起。培养孩子养成良好的卫生习惯，教会孩子正确的刷牙方法。在孩子换牙的时候，要纠正他的一些不良习惯，例如用手拔、用舌头舔等。在孩子骨骼发育的时期就要注意给孩子补钙。

我们知道人体的组织器官是相通的，牙齿的问题也会影响其他脏器功能。比如影响消化功能。有一句广告词把这种关系表达得很清楚："牙好胃口就好。"牙齿的好坏直接关系到肠胃的消化功能。食物最先进入口腔，牙齿咀嚼是第一道关，就像接力赛一样，如果第一棒跑不好，就会影响后面的成绩。牙齿好坏与否不仅影响到消化吸收，对心肺肾脏等重要脏器都会有影响。每颗牙齿都与人体的某个组织相连，如果牙齿有病，对应的部位就会出现问题。很多内科疾病都与牙病有关，可以说牙齿是人体的秘密病灶。曾经有一个患者偏头痛多年，始终无法彻底治愈。在牙痛复发，去看牙医时，医生发现了一颗坏死的牙齿，并将其拔掉。从此患者的偏头痛症也渐渐好转。可见，牙齿对健康的影响并不止于牙本身。专家指出，牙齿出现疾病可引发心血管及呼吸系统方面的疾病，还会引发身体一连串免疫反应，例如败血症、心内膜炎或加速糖尿病恶化。

牙痛不一定是牙的事

俗话说："牙痛不是病，痛起来能要命。"只要牙齿出现了疾病一般都会有牙痛的表现，因此我们也经常会犯"头痛医头，牙痛医牙"的错误。事实上，牙痛不仅仅是牙齿本身的龋坏等原因引起的，很多全身疾病也可引起牙痛，牙痛时不仅要查牙还要考虑以下的疾病因素。

1. 冠心病

一位老年女性患者，老觉得牙齿隐隐作痛，去口腔科检查了几次都没有结果，后来医生就建议她去做内科检查，做了心电图，显示是冠心病发作。原来这牙痛是心绞痛引起的。为什么心脏病牙会疼呢？因为老年人的大脑和心脏神经纤维已经逐渐退化，对痛觉的感应能力降低，所以心绞痛的部位可以放射到与心脏和胸骨临近的下颌骨、下牙齿。老年人出现牙痛却不知道具体是哪颗牙在疼的时候，不妨去查查心，尽快诊断，以免误诊，危及性命。

医学博士建议：

1. 合理调整饮食：一般认为，限制饮食中的胆固醇和饱和脂肪酸，增加不饱和脂肪酸，同时补充维生素 C，B，E 等，限制食盐和碳水化合物的摄入，可预防动脉粥样硬化。

2. 加强体力活动。

3．控制吸烟。

4．治疗有关疾病：早期发现和积极治疗高血脂、高血压、糖尿病等与冠心病有关的疾病，尽可能消除和控制这些危险因素，对防止冠心病是十分重要的。

2．高血压

血压升高，可引起外周小动脉痉挛，使牙组织营养不足，牙龈充血，出现牙痛。病人若及时服用降压药，牙痛会不治而愈。

医学博士建议：

1．注意劳逸结合。建议在生活上高血压病人要结合病情适当安排休息和活动，每天要保持8小时睡眠与适当的午休，并轻松愉快地与家人在林荫道、小河边、公园散步。当然适当地做广播体操，打太极拳，对保持体力，促进血压恢复也十分有好处。轻、中度高血压病人骑自行车、游泳也未尝不可。注意保持大小便通畅，养成定时排便的习惯。

2．注意合理饮食。高血压患者的饮食上应遵守低盐、低脂、低热量的原则，并注意饮食结构的合理搭配；饮食不宜过饱、过快；最好忌不良嗜好，如烟、酒等。从预防高血压的角度还应注意适当控制食盐的摄入量，改变饮食"口重"的习惯。

3．糖尿病

有些患者有这样的体会，发现糖尿病前会经常牙痛，当血糖控制好了以后，牙痛的症状也慢慢消失了。的确，糖尿病控制不好时会引起牙周疾病，表现为牙龈肿胀、充血，牙痛。据调查，患糖尿病的人感染牙周疾病的风险比非糖尿病患者高2～3倍，因为糖尿病人对于细菌感染的抵抗力较低，因此容易并发感染症。另外糖尿病人的唾液分泌量的减少，对口腔的清除能力也会降低，会有大量细菌在口腔滋生，使得牙龈肿胀，容易出血。

医学博士建议：

在饮食方面应特别加以注意。低钠高纤维素饮食；限富含淀粉食品和忌高糖食品；限制脂肪类和蛋白质的摄入量；忌辛辣食物；远离烟酒；少吃酸性食品。

4. 颌骨疾病

牙齿与颌骨是二位一体的关系，颌骨出现病变也会在牙齿上有反应。例如上颌窦炎常引起上颌磨牙及前磨牙疼痛。颌骨肿物可侵犯牙槽突，此时出现多数牙松动、脱落。遇到不明原因的牙痛、牙齿松动、脱落等，千万不要以为是牙周炎而不以为然，更不要草草把牙拔掉，应仔细寻找引起牙痛的真正原因。

5. 神经疾病

有些患神经衰弱的人，牙神经也较一般人敏感，当受到外界刺激时，也可发生牙痛。三叉神经痛早期常表现为牙痛，表现为锐痛，有如电击样、刀割样、针刺样疼痛，持续时间短，疼痛难忍。舌咽神经痛多发生在扁桃体和舌根软腭处，也会牵扯到牙齿，疼痛的性质跟三叉神经痛很相似。出现这些神经性疼痛时，要注意观察细节，如果牙齿完好，一定要考虑其他疾病，以免误诊，延误病情。

手的形状也是健康的显像仪

不仅手的颜色是健康状况的通信兵，手的形状也是健康的显像仪。中医说手和足都是全息穴位的反映区，人体的十二条正经，其中手足各有六条，每条正经都有自己的经穴和交会穴。五脏六腑的气血精气是在经络的道路上循环着。人体有365穴，每个手指的指尖都存有脏腑经络起点的穴。人体的各脏器都会在手上反射出对应点及32个刺激反射区。因此，脏器的病变会在手上有直接的反映。现在仔细来观察一下手指、指甲和手掌的形状，我来教你做自己的手相医生。

1、五指五脏

树叶干枯一般是树根缺水，一个人内脏经脉的气出来首先到手指，所以一个人内脏的问题马上可以在手上看出来。手指能很敏锐地感应到人体的健康状况，很多疾病用科学的仪器检测不出来时，在手指上已经有了反应。按照五指五脏的说法，五个手指分别对应五种脏器。对应规律是：拇指与脾胃对应；食指与肠胃对应；中指与心脏对应；无名指与肝胆对应；小指与泌尿生殖系统对应。

现在我们来逐个掰着手指，细数健康指数。先从拇指开始，拇指如果关节过分粗壮，说明肝火旺，说明要消消火气。体质较差，神经衰弱的人一般拇指扁平薄弱。拇指关节处出现青筋，容易患冠心病和冠状动脉硬化。拇指关节缝的纹路很乱的人，容易得心脏疾病。拇指也能反应出一个人的消化能力，如果上粗下细，表明肠胃功能不好，吸收能力差，上粗下也粗，说明吸收功能好，一般体型胖，且减肥难。大拇指还可以看出一个人的心脏搏动能力，把大鱼际压下，如果能很快弹起，说明心脏功能强。

食指关联肠胃，有大肠经络穿过。食指尖尖，如竹笋样，说明肠胃功能好，反之，则说明吸收大肠的吸收能力不足。如果有一根青筋横穿三个关节，提示患有严重的疾病。如果青筋出现在食指和拇指间，要注意患肩周炎的可能。食指清白，没有力气，一般是脾胃功能不好。

如果中指很细，并且乱纹多，提示有心脑血管方面的疾病。这类人要合理安排生活，使作息规律化。在中指根部出现青筋，患动脉硬化的可能性很大，如果青筋很多，要预防中风。

无名指与身体健康关系密切，无名指通肝脏，三焦经络经行于此，它与内分泌相关，我们可以通过这根手指的活动来调节我们的内分泌。

圆秀健壮的无名指是最好的，指型直而无偏曲，指节圆润而有力，指节纹清爽的人，大多肾脏及生殖机能健全。无名指第一节过粗壮的人，容易有内分泌失衡的疾患，过瘦则可能生殖能力弱。无名指的第二节可以看出一个人的筋骨强弱。第二节长度过长的人，往往钙质的吸收功能比较差，骨骼和牙齿比较脆弱。

古人云："小指过三关，人逢绝处也能生。"如果小指先天不足的话，对整个人体的影响最大。小指关联心肾，心经和小肠经所过，心和肾的问题可以从小指中体现。小指长且粗直就比较好，能超过无名指的第三个关节为最好，如果小于第三关节甚至弯曲，说明先天的肾脏和心脏都不是很好。女性如果小指短小，可能会出现妇科问题。男性就容易出现肾亏，肾功能不全。所以在身体素质的保养上很关键的是看小指，平常要多揉揉小指。

二、指甲，气血之源

指甲的每一个甲角都是经络十二个经血所处的地方，所以犹如一个源头一样，它是阴阳交替关键的地方。它对五脏六腑的联系密切更加重要。血为阴，气为阳。气血是维持人体生理的一个重要的物质。所以看指甲也可以看出很多身上的问题，它好像一个窗口，一个屏幕。身体很多的信息，阴阳交替的地方都在指甲的形态上反映出来。

标准指甲以一般宽三纵四比例为最佳。长度为第一指关节到指尖的1/2。具有这种指甲的人，如果他的指甲形状、色泽等方面状况良好，就可以断定他身体健康，充满了活力。甲形主要包括指甲的长宽比例、指甲的形状以及指甲异变这三个方面，因为甲形多与先天性的遗传因素有关，所以从甲形上看出来的多半属于本身体质上的差异。

1. 指甲比例

长形：指甲偏长的人，性格比较温和不急躁，所以精神因素刺激引起的疾病在他们身上比较少见。但是因为先天的体质比较偏弱，免疫系统较差，很容易患上急性炎症性疾病，如上呼吸道感染、胃肠炎，以及脑部、胸部的疾病。

短形：指甲偏短的人，属于比较容易急躁冲动的性格。这类人的心脏功能先天性相对较弱，比较容易发生从腹部到腰部，以及腿脚等下半身的疾病。如果指甲的尖端平平并且嵌进肉里面了，则比较容易发生神经痛、风湿等疾病。

方形：这类指甲的长度与宽度相接近，指甲接近正方形，这类人的体质比较差，往往属于无力型，虽然没有什么明显的大病，但是很容易成为很多遗传性疾病患者。如果女性出现这样的指甲，应该警惕子宫和卵巢方面出现问题。

2．指甲形状

百合形：指甲比较长，中间明显突起，四周内曲，形状犹如百合片。这类指甲多见于女性，这种指甲的形状是最漂亮的，但拥有此甲的人多半从小就比较多病，尤其是消化系统方面经常容易出问题，还比较容易患血液系统疾病。

扇形：这类指甲下窄上宽，指端成弧形。拥有扇形指甲的人，多半为天生的强体质型，从小身体素质就很好，耐受能力很强，但是他们很容易忽视自己的健康。在成年或者老年时比较容易患十二指肠溃疡、胆囊炎甚至肝病等。

圆形：呈圆形的指甲，这类人看上去体格健壮，很少得病。他们对于疾病的反应十分的不灵敏，很难自觉出身体的异况，所以，一旦生病，往往就很重。在他们身上最易发生的便是溃疡出血、胰腺炎、心脏功能紊乱甚至癌症。

3．指甲异变

裂纹：有两种，横向和纵向。指甲上的横纹是一种对已经发生的病变的记录。换句话讲，当指甲上有横纹出现时，体内必然已经出现一些病变。一般而言，开始的时候横纹只在指甲的最下端，随着指甲的生长，逐渐向上移动。指甲上有竖纹一般是指甲表面不够光滑，出现一条条的直纹，一般会出现在操劳过度、用脑过度后；在睡眠不足的时候，这些竖纹会很清楚地显现出来。如果竖纹一直存在，则可能是体内器官的慢性病变。

横纹：大多由缺乏营养引起，动手术和心脏病发作以后也可能出现。另外，横纹指甲也经常是患肠道感染和肺炎的重要提示。有些人在患麻疹或者发烧以后、心肌梗塞病人发病前也会出现这种症状。

凹陷：中央凹陷，四周翘起，俗称匙状指甲。这表示身体处于严重的贫血状态。另外，动脉硬化、癌症以及女性子宫肌瘤等妇科疾病也会使指甲凹陷。如果是指甲两端出现凹凸不平的现象，可能是体内缺铁或贫血、冠心病、甲状腺机能衰退或营养不良的征兆。

斑点：指甲上有少量白点，通常是缺钙、缺硅或者寄生虫病的表现；白点数量比较多，可能是神经衰弱的征兆；而指甲上出现黄色细点，则可能患上了消化系统的疾病；如果指甲上出现黑色斑点则要小心，轻者只是操劳过度、营养不良，重者可能是胃下垂、胃癌、子宫癌的先兆。

4. 半月痕

半月痕是指甲下方的白色痕迹，像月牙样，所以称作半月痕。健康的人指甲上有白色的半月痕，至少要有八个，如果十个指甲上都出现，那是最好的。半月痕的大小差不多相当于指甲的1/5大，太小说明营养状况不好，太大可能是心肌肥大，容易患心脑血管疾病。

中医认为，半月痕位于阴阳经交界处，是一个阴阳交替的缓冲地带，所以半月痕被中医看作是人体精气的窗口。所谓精气，由外界摄取的能量生化而成。精气不足，说明消化吸收有问题，也说明五脏的运化不良。因此，半月痕是反映一个人身体素质的重要尺度。

半月痕的数量少，表示体质虚弱，精力差，这样的人要么不生病，生病了就很难好。因为身体的气血运行缓慢，脏腑功能不健，免疫力自然下降，身体机能的恢复能力就相对较差。

半月痕大的人体内阳气过盛，一般身体强壮，但是容易上火，烦躁。出现高血压、高血糖和中风的可能性很大。半月痕小的人则属于寒性体质，这样的人一般身体较为虚弱，很容易生小病。半月痕如果突然消失，可能是患有消耗性的疾病，例如肿瘤等。

半月痕的颜色以奶白色为最佳，表示精力旺盛，体质健康。如果是灰白色，则说明精气弱，脾胃的消化吸收能力差，容易贫血和疲倦。如果半月痕的颜色接近指甲的颜色，提示体力消耗过大，脏腑功能已有下降，容易患糖尿病。紫色说明血液循环不良，供氧供血不足，患脑动脉硬化的风险大。患有严重的心脏疾病和肿瘤的人半月痕的颜色为黑色，药物和重金属中毒，半月痕也会变黑。

三、掌纹

一般情况下，人有三条主要掌纹。从大拇指方向起，依次是生命线、智慧线和感情线。每个人的掌纹各不相同，即使是同一个人在不同的时期，掌纹也会有变化，成年后的变化源自身体健康状况的改变。掌纹也是洞察身体内脏情况的一个窗口。

掌纹辩病在我国有悠久的历史，经过长期的时间积累逐渐形成了一门专门的学问，不是三两句话就可以说完的，这里只能针对三条主要的掌纹，予以解析。

1．生命线

顾名思义是掌管生命始止的线，生命线越长，深，纹路清晰，健康状况越好。健康的生命线起于拇指与食指的中点，往下延伸至手腕。常见一种人，他们的生命线就像一条锁链一样，一环扣一环，这样的人通常体弱多病。生命线的尾端是判断健康状况的重要依据，如果生命线在尾端忽然出现中断，像刀切一样，可能是身体患有严重的疾病，特别注意提防脑中风。生命线的下端由直线变为波纹样，提示可能患有心肌梗塞和脑溢血等心脑血管疾病。出现这种情况，一定要提高警觉，因为这种病常常没明显预兆，我们见过很多这样的例子，昨天还好好的一个大活人，今天就成另一个世界的人了。许多患脑溢血猝然离世的人，掌纹上早已显现病症，只是不自知而已。

2．智慧线

也就是反应一个人的才能和性格的掌线，因此它与大脑和神经系统密切相关，能直接反映出神经、精神、情志等方面的健康状况。

正常的智慧线起点与生命线相同，两线在食指与拇指中间相交。斜向下行走，止于小鱼际处。智慧线过长过短都不好，过长患五官疾病的风险大，过短提示胸部疾病，如心脑血管病和肿瘤等。身体健康的人的智慧线粗深没有分叉。如果在智慧线的沿线出现小圈，像河岸的小岛一样，叫岛纹。如果岛纹出现在生命线与智慧线的交叉口位置，说明此人心力交瘁，易患神经衰弱；在与无名指的连线交点处出现岛纹，提示视神经衰弱，要警惕白内障和青光眼；智慧线的尾端出现大的岛纹，是脑血管病变的预兆。智慧线断裂或者不能连成一线，是脑、神经系统失常的表现。出现这种情况的人，首先要保持一个平和的心境，多与人交流，以防出现严重的精神性疾病。智慧线在行走时突然成波纹状，提示患有神经系统疾病，并伴有思维混乱现象。智慧线的尾端与生命线相连，患抑郁症的可能性很大。

3．感情线

反应一个人的感情世界，自然与心相关。因此，感情线能反应出以心脏为主的循环系统的运行情况。

感情线也以纹路清晰、线条顺畅为佳。健康的感情线从中指下部开始，往下延伸至手掌底部，与小指沿线齐平。感情线过长，达到了食指的位置，要警惕高血压；感情线过短，患先天性心脏衰弱的可能性很大，一般患有心脏疾病的人感情线都很短。感情线在中途出现多处断裂或者呈链锁状，提示此人可能患有心脑血管疾病，在尾端出现断裂，则可能患有肝脏方面的疾病，如果在开头处出现断裂，提示要注意循环系统或呼吸系统疾病。感情线在中指根下出现岛纹，不仅提示该人患有心脏病，极有可能出现心肌梗塞。因为中指是代表心脏的。感情线在无名指下方出现岛纹，提示该人要患眼疾，因为无名指可以反映视觉中枢神经的健康状况。感情线的下端出现许多羽毛状虚线，提示该人心脏血管已有病变。

还有一些人手上有四道明晰的主线，这第四道线起始于无名指和小指的中间位置，向生命线的下端延伸，手诊学称之为健康线。有了健康线并不是说就健康了，恰恰相反，健康线的出现是身体不健康的标志。当然人体出现病变时，健康线就会明晰起来，身体康复以后，健康线就慢慢模糊，消失。因此，健康线是判断身体是否健康的一条最直观的手纹。

乳房的健康密语

乳房是女性性感的坐标，是美丽曲线的起始。几乎所有的女性都在关心自己的乳房够不够挺拔，是否圆润丰满，却很少有人去关心她的健康。非但如此，为了追求美丽，甚至想方设法去破坏她的健康，甚至不惜巨资在乳房上动刀子。岂不知，如果没了健康，美丽也将不复存在。当患了乳腺疾病之后，才意识到自己对乳房太苛刻是不是有点晚了呢。

最近几年，乳腺疾病的发病率呈逐年上升趋势，乳腺癌成为危害女性健康的最主要的恶性肿瘤，全世界每年有100多万妇女患有乳腺癌。为了防患于未然，我们要学会并时常检查自己的乳房健康，如果发现了下面的问题，要及早去医院，千万不要掉以轻心。

1. 观察乳房以及周围的皮肤有没有异常情况

如果皮肤发红，同时伴有局部发热、疼痛的感觉，多发生于乳房感染性疾病的早期，如乳痈。某些乳腺癌的早期也会出现这种现象。浆细胞性乳房炎皮肤红而不鲜，炎症性乳腺癌皮肤也可充血、潮红，但其色泽常呈一种特殊的紫罗兰色。皮肤表面产生破溃兼有红肿痛表现，多为化脓性炎症。不疼痛，皮色不变的，可见于乳房部的结核及乳腺癌。皮肤上布满小坑，类似橘皮一样，医学上称之为"橘皮样变"，这是由于皮下淋巴水肿造成的，出现这样的皮肤改变，多表示已患乳腺癌。有些乳房炎症也会出现水肿现象，如果发现这种情况，不要太紧张，先去医院确诊。

2. 观察乳房的形状和位置以及大小

发育良好的乳房多是半球形的，隆起在胸前两侧第2～3肋至第6～7肋之间，双侧乳房的大小、外形对称。观察乳房的外形，要从多个角度去看，才能够正确的判断。年轻女性，如果出现明显的一边大一边小，或者有下垂或者干瘪的情况，都是病理性表现。最好采用触摸的办法，左手上提至头部后侧，用右手检查左乳，以手指指腹触压乳房，感觉是否有硬块，由乳头开始做环状顺时针方向检查，逐渐向外触压约三四圈至全部乳房检查完为止，用同样方法检查右乳房。如果乳房某一部位隆起，多为乳房浅表部位的乳房包块、奶疖等。如一侧乳房肿大，注意是否为乳房炎症，乳汁淤积、脓肿等。如果感觉到有局部凸起或凹陷可能是炎症、肿瘤、乳腺增生等疾病。

3. 观察乳头的形状以及是否有分泌物

有一种异常情况是乳头回缩，有些是先天如此，就不必担心了。如果后期出现这种情况可能是癌症的表现。这是由于肿块拉扯乳头所致。如果发现乳头以及乳晕部位有大小不等的裂口，中医称为乳头风，是肝火旺盛引起的。乳头乳晕出现湿疹样改变，这种情况很少，可能是湿疹样癌，是一种恶性程度低的癌。

4. 注意乳房是否经常出现疼痛的症状

一般女性在月经将至的几天内会出现乳房胀痛的感觉。如果没有肿块则无需担心，这是雌激素水平增高引起的，月经后疼痛会消失。还有在初次妊娠的妇女会在性高潮阶段出现乳房的严重触痛，尤其以肿胀的乳头和乳晕部分更明显。到了妊娠的中及后3个月时，这种乳房触痛将显著减轻。如果乳房持续性疼痛或搏动性疼痛，疼痛程度较剧烈，并有明显的触痛，应考虑急性乳腺炎。如乳房或乳头阵发性疼痛，尤以经前为甚的胀痛或针刺样疼痛，或疼痛牵引腋窝及肩背，并伴轻度或中度局部压痛，常为良性增生性疾患。虽然乳房恶性病变早期在临床上以乳房疼痛为主诉而就诊者较少，亦有部分患者有乳房隐痛、纯痛或刺痛的症状，可呈偶发、阵发或持续性。恶性病变到晚期尤其在伴有溃烂或合并感染，其疼痛多为持续性剧烈灼痛。如乳房皮肤出现簇样水泡呈带状分布痛如火燎，则应注意乳房带状疱疹。

医学博士建议：给乳房松绑

仔细想想，我们为了追求美，让乳房受了多少磨难。其中胸罩是乳房最大的敌人。据调查，全世界有80%的女性戴着不合适的胸罩。这些女性要注意下面这项调查数据，每天戴胸罩超过8小时的女性患上乳腺疾病的机率是其他人的两倍，25～45岁女性中，每四个人中就有一个患有不同程度的乳腺疾病。

有一种叫胸罩综合征的病要引起所有女性的警惕。这种病是由于长期使用窄带式的胸罩或胸罩尺寸偏小穿戴过紧引起的。它会让肩部不适，尤其是肩背部酸痛、胸闷、头晕、头颈部旋转时有针刺感。过紧的胸罩就像给身体上了一道枷锁，这样很容易造成肌肉疲劳，血液循环不畅，给心肺带来很大负担。

胸罩不可不戴，但要戴的合适。首先必须尺寸合适，以穿着舒服为标准，其次要注意面料的选择，以柔软的棉质为好。下了班回到家之后记得要脱下胸罩，让乳房休息一下。

时下，铺天盖地的丰胸广告，好像在暗示女人们，如果没有丰满的乳房就是最大的残缺，甚至都不能出来见人一样。很多女性被这样的宣传唬住了，于是通过各种各样的手段丰胸。结果把一对健康的乳房丰出了病来。手术丰胸失败后的可怕后果先不提，即使成功后，留下的后遗症以及在未来几年可能出现的病变，不知采用手术丰胸的女士有没有心理准备。另外一些药物丰胸广告一般都夸大了其效果，不但浪费了金钱，服用后的不良反应还会摧毁你的健康。大多丰胸产品都含有激素，人为改变体内雌激素的含量会埋下严重的健康隐患。激素成分可使乳腺导管上皮细胞过度增长而发生癌变；乳腺细胞受外因刺激后再生，也容易产生变异，使得癌变机率增加。

肚脐眼里大健康

1. 趣味自测：形状辨病

肚脐是人体唯一一个可以看得见摸的着的穴位，中医称之为神阙。当我们还在妈妈肚子里时，经由脐带吸取母亲身上的氧气和含有养分的血液来成长。这时的脐带连着身体的五脏六腑，是身体最重要的一个通道。直到呱呱落地，医生便会把连着母亲和胎儿的脐带剪开，待婴儿身上剪掉带子的伤口所结的痂子掉了，就会留下痕迹，这痕迹就是肚脐了。此时，肚脐与内脏也分家了。但是它与其他部位的皮肤还是有区别的，这里没有肌肉和脂肪，非常薄，屏障功能最弱，外皮与筋膜和腹膜直接相连，有丰富的血管网，对外界的冷、热等气候变化很敏感，这就是为什么妈妈不让抠肚脐眼的原因。

肚脐与人体有很深的渊源，根据肚脐形状辨识疾病其实并不是中医的内容，或许只是一些临床实践经验的总结，有没有科学的依据还有待研究证实。在此摘录一下，可作趣味性的阅读，也可比照观察，看是否有一定的道理，但最后还要由医院确诊才算，不要自己吓唬自己。肚脐的形状辩病有以下几种情况：

★向上形：肚脐眼向上延长，几乎成为一个顶端向上的三角形。具有这种肚脐的人，应多留意胃、胆囊胰腺的健康状况。

★向下形：应注意预防罹患胃下垂、便秘、慢性肠胃疾病及妇科疾病。

★圆形：女性肚脐若为正圆形，表示身体健康，卵巢功能良好；男性则表示精力充沛、血压正常，五脏六腑都很健康。

★海蛇形：为肝硬化等肝脏疾病的征兆，要小心注意。

★满月形：看起来结实丰盈，下腹有弹性，对于女性来说是卵巢功能良好的表征。

★肚脐偏左：应预防肠胃功能不佳、便秘或大肠黏膜病变。

★肚脐偏右：应注意肝炎、十二指肠溃疡等疾病。

★肚脐凸出：当腹部有大量积水或卵巢囊肿时，肚脐就会向外突出。

★肚脐凹陷：肥胖或腹部发炎时，如粘连性结核性腹膜炎，肚脐会向内凹陷。

　　*肚脐浅小：表示身体较为虚弱，体内激素分泌不正常，浑身无力，精神状况不佳。

2. 肚脐虽小，疾病不少

　　肚脐形状辩病或许有些牵强，但是肚脐的疾病却是实实在在存在的，不容忽视。并且多发于婴幼儿，家长一定要留意，这事关孩子一生的健康。

肚脐感染

　　肚脐凹深，褶皱多，容易藏污纳垢，也是细菌生长的好环境。小儿出生后，如果护理不好，极易感染。如果你发现孩子的小肚脐眼是红肿的，里面流出了黄黄的脓性分泌物，就是受感染了。这时，一定不要自行处理，以免感染扩散。

脐瘘

　　前面说过，我们还在娘胎的时候，脐带是与五脏相通的。如果在医生剪带的时候，那些与各处脏器相通的管道还未闭合的话，就会出现管篓。也就是说肠子里的粪便和膀胱里的尿液会从肚脐眼流出。管细的会随着发育慢慢闭合，管粗了就必须通过手术解决。

脐疝

　　如果发现孩子的肚脐周围有圆形或者卵圆形的肿物，当孩子安静地躺在床上的时候肿物就不见了，孩子哭闹时，肿物又出现了，这就是通常说的"疝气"。这是婴幼儿的常见病，父母不必惊慌，如果患儿还小，就先观察一段时间，它自己会慢慢消失。如果患儿大于两周岁了，可以通过手术治愈。

　　医学博士建议：新生儿肚脐护理

脐带护理并不复杂，只要准备好两样东西：浓度为75%的酒精和经过消毒处理的医用棉签。宝宝每次洗完澡，肚脐处都会积一些水，这正是细菌生长繁殖入侵的最佳条件，所以这时要进行消毒。先将宝宝身上的水擦净，然后取医用棉签2支，蘸适量酒精，从脱落的脐带根部，以顺时针方向从里至外旋转擦拭，一支棉签用完后再换另一支，切忌反复使用或从外至内擦拭，这样会把细菌带入肚脐内部。擦拭完毕后，略等几秒，让酒精挥发干净。然后再为宝宝穿上干净的内衣。若宝宝脐带出现红肿，可1日消毒2次。若有脓，则需要到医院由医生进行处理。脐带脱落后，还需要以此方法消毒1个星期。当肚脐受到大小便污染，则需要立即更换尿片，并对肚脐再次消毒。

警惕皮肤上的斑斑点点

色斑和痣不仅让皮肤的观感大打折扣，还会引来许多健康灾难。

我们首先来了解一下斑和痣。痣和斑的形成原因很复杂，种类繁多。荷尔蒙分泌失调、内分泌问题以及遗传和日晒等都会引起身体的色素沉积，形成斑斑点点。

我们每个人身上都会找出或多或少这样的斑点，通常情况下这些痣斑是良性的，不会对身体健康造成妨碍。

痣是身体最常见的一种良性肿瘤，其中以色素痣最为常见。根据色素沉积的部位不同，又可分为交界痣、皮内痣和混合痣三种，交界痣也就是介于表皮层和真皮层之间的痣，不会高出皮肤面，无毛，色泽不一，呈淡黄、瓦青或黑色。皮内痣是最常见的一种，常有毛发生长，表面平坦或稍高出，带蒂状或疣状，是一种良性痣，如果不是为了美观，可以让其自然存在。混和痣在表皮深层也出现在真皮内，是交界痣向皮内痣转变的过程，与交界痣一样，都有癌变的可能。如果你发现身体的痣出现如下变化就必须提高警惕了。痣在短期内忽然间迅速长大，并且颜色加深，附近的淋巴肿大，出现疼痛出血等溃烂症状，这个时候就要考虑是痣的癌变，及时进行手术切除，以免癌细胞扩散。

痣的癌变与局部的刺激有关，长在手掌和脚掌脚趾等部位，容易摩擦到的痣要多加小心，一旦出现上述情况要及时切除。有些痣的恶变是除痣时操作不当引起的，有些人认为长在某些部位的痣不吉利，想要通过药物或者手术除掉，其实这些都是不科学的观点，不除没事，除掉时反而会诱发恶化。

接下来再说说斑。斑是由紫外线照射，雌激素作用，老化或毒素沉积造成的色素沉着等原因引起的，与神经、内分泌的调节功能、肝肾的分解排泄机能有着密切联系，一旦机体这些功能失去平衡，就会影响和反应到皮肤组织，色斑的形成往往就是其中的病理表现之一。如过度精神压力，情绪刺激，会影响脑垂体功能，促使肾上腺素分泌增加，导致黑色素大量合成；肝脏疾病，肝功能异常时，则黑色素分解受到限制；糖尿病、甲亢、营养不良、怀孕期子宫及卵巢异常、更年期、长期服用避孕药、月经不调等都可能引起色素沉着。

根据五脏在脸部的对应关系，不同部位的色斑，可以反应不同的内脏问题。发际出现色斑可能与妇科疾病有关，多是激素调节失衡引起的。额头斑点，多见于性激素、副肾激素，卵巢激素异常者。太阳穴、眼尾部出现色斑和甲状腺功能减弱、妊娠、更年期、神经质及心理受到强烈打击等原因相关。眼周围的色斑多见于子宫疾患、流产过多及激素不平衡引起的情绪不稳定者。面颊的斑点，多见于肝脏疾患，日晒、更年期老人及副肾上腺机能减弱者面部也有显现。鼻下斑可能是卵巢有疾患。下颏色斑与妇科疾病、冷感症、化妆品过敏有密切关系。人中沟处色斑多为内分泌失调，卵巢机能障碍所致。如果在这些相关部位出现色斑，并且对应的身体部位出现一些不舒服的症状，那就要提高警觉了。

另外，还要注意一类后天外伤造成的瘢痕。如果自己身上有烧伤或外伤后留下的瘢痕疙瘩，一定要注意观察这些斑痕的变化。斑痕属于良性的肿瘤，但也是皮肤癌的重要病因。尤其是烧伤后留下的瘢痕，更容易恶化为癌症。如果皮肤上的瘢痕出现破溃、变硬以及出血等变化，一定要及时去医院检查。

表面文章做的棒，身体可能不健康

美容技术的提高使得脸上的文章越做越大，岁月的痕迹也难比手术刀的锋利，许多女性或许正为自己可以掩饰年龄的"假面"而沾沾自喜，其实是在做一件愚蠢的事情，是另一种形式的掩耳盗铃，自己故意塞住耳朵不去听铃铛发出的警告声。人的皮肤一如其他器官，皱纹不仅是衰老的自然表现，也可能是疾病的信号。手术刀下那张光洁的脸已经把疾病的犯罪痕迹破坏的一干二净，如同破坏了罪案现场，给侦察带来了很大的麻烦。

皮肤是人体面积最大的器官，它覆盖全身，能够全面检视内脏、气血、经络的情况。它或许不能具体的表现出我们得了哪种疾病，但是可以从总体上反应身体的健康状况，可以直观地告诉我们，身体是好还是坏。

中医认为，人体的五脏六腑，全身的经脉都"上诸于面"，也就是说体表的皮肤可以直接反应经络流通和五脏六腑的功能状况。肌肤的色泽荣枯可以提示健康信号。例如女性最常患的妇科疾病可以使皮肤粗糙无光泽，皱纹增多。有些女人感叹自己老得快，殊不知是疾病在作怪。这样的皱纹跟自然衰老并没有多大关系。如果此时不去医院治疗，而是去美容院"拉皮"，不是自杀又是什么呢？

气血是中医中的一个很关键的概念。如果气血不足，或者气血郁滞，脸上就容易出现皱纹。气血郁滞与心理状况有关。如果长期心情压抑，心理压力大，情绪不稳定，就会使气血郁积。气血郁积在肝脏，会感觉胸部隐隐作痛，长期积而不散，会对肝脏产生很大的损害。积于心脏，会加大心脏的负担，使血液循环不畅，产生胸闷、心悸等症状；积于脾脏则消化不良，胃疼肚涨，不想吃饭；积于肾脏则腰酸腿软，长期如此对男女生殖都会产生不利影响。

医学博士建议：对镜检查，看看你该注意身体哪个部位

不同部位的皱纹预示着不同的疾病，那么现在开始从上到下对镜检查一下，看看自己哪个部位健康状况不佳。

◆ 经常笑的人，在眼睛周围会出现弧形"笑纹"，这是肌体内结缔组织衰弱的表现，听觉可能会有所下降，患痔疮的可能性大。

◆ 前额的皱纹不连贯，呈水纹状，这样的人可能正经受抑郁症

的煎熬，并且容易犯偏头痛。

◆ 鼻梁上出现十字型皱纹，这样的人要当心自己的脊柱，还要做一下肾脏的检查。

◆ 眼睛下面出现半月形皱纹，是肾、膀胱和心脏有病的征兆。

◆ 颧骨处出现月亮型皱纹，病根在脚上。

◆ 如果从鼻子到唇边出现的长皱纹呈斜线，说明心脏可能不好。

◆ 嘴角出现小皱纹，可能正经受胃病的痛苦。

◆ 如果下巴和下唇之间出现皱纹，看看是否被便秘困扰。

◆ 下巴下面的"猫爪形"皱纹，说明皮下脂肪层被破坏。

衰老是自然的规律，我们每一个人都无法阻止。高科技的美容手段只是在表面上掩饰了我们的生理年龄，却不能使肌体内部的衰败止步。如果只重视表面的美丽而忽视内在的健康，实在是本末倒置的做法。

从痘痘地图看五脏健康

青春痘还有个比较恐怖的名字叫痤疮，因为它一般在青春期以后才出现，所以才有了这个雅致的名字。曾经光洁的脸上，忽然冒出了许多红红白白的小丘，确是件恼人的事情，美丽的青春也会因之黯然。

青春痘在青春期多发，但并不是说过了青春期就不再长痘了。其实青春期的生理特点只是痘痘出现的一个诱因，即使是过了青春期，甚至年近不惑的时候，脸上也会不时冒出三五成群大小不等的痘痘来。进入青春期之后，由于发育的需要，促使大量的性激素分泌，皮脂代谢加快，由于排泄跟不上产出的脚步，就造成大量的代谢垃圾堆积在皮下组织，使周围的皮肤组织发炎，甚至溃烂。可见内分泌失调是痘痘的培养基。不仅青春发育会引起内分泌失调，经常熬夜，吃过多的油腻和辛辣的食物，精神紧张、压力过大、过度疲劳等都是皮脂过量分泌的催化剂。因此，青春期内如果不注意这些问题无疑是火上浇油，青春期后忽视个人生活习惯的调节，就会使痘痘的战火蔓延到婚后甚至更长的时间。

痘痘不会没有缘由的出现，脸上的痘痘不仅告诉我们已经发育成熟，还告诉我们身体的许多健康问题。我们已经知道了青春痘的出现主要与内分泌有关，但是人体的系统之间是相互联系的，其他系统出现异常，也会使内分泌调节失衡。

不知大家是否注意到，虽然我们都在长痘，但痘痘的位置却不同。有人的痘痘喜欢长在前额处，有人的痘痘喜欢长在下巴上，这是为什么呢？中医认为人的面与里是相互对应的，也就是说皮肤表面可以看到的地方与体内看不到的内脏有关联。

如果痘痘喜欢长在前额中心，提示我们要关注自己的肠和肝脏，日常生活要少劳神，睡好觉，减少饮酒。如果痘痘出现在额头两侧，眉毛上方，可能是消化不良，提醒我们要节制饮食。鼻子附近也是痘痘喜欢出现的地带，鼻头长痘要特别留意肠胃，可能是胃火旺盛所致；长在鼻梁两侧，提醒我们要关注生殖系统健康，尤其是卵巢机能。下巴长痘表示肾功能不好，或者内分泌失调。有些女孩子经期容易在下巴上长痘，在中医看来是肾阴虚的表现。这些女孩子脸上容易出油，最好用温水洗脸，以防毛孔阻塞。长在嘴巴周围的痘痘是胃热的表现，消化系统功能不佳、胃痛、胃病，偏食、不爱吃青菜、不爱喝水的人多见。这类人要多食富含维生素的食物。痘痘长在左脸颊处，说明肝火旺盛，常见于压力大和经常熬夜的人。这类人要学会调节自己的心情，尽可能在晚上11点以前入睡，中医认为晚上11点至凌晨1点，经络系统正好走到肝经，此时睡觉可调节肝脏运作功能。长在右侧脸颊是肺有问题，说明要戒烟了，还要多运动增强肺活力。

　　医学博士建议：战"痘"经

　　没有谁不爱自己的面子，可痘痘偏偏让我们"丢面子"，所以，自痘痘诞生的那天起，我们就和它展开了一场持久战。

　　知己知彼，才能百战不殆，要想取得这场战斗的胜利，首先得了解痘痘的成因，也要了解自己的情况，看看是不是自己哪个地方疏于防范才给了痘痘可乘之机。

　　那就先做一下自我检查吧。想想自己每天的作息是否有规律，有没有经常熬夜加班或者通宵达旦上网的情况。如果有，那就该反省了。人体皮肤在夜间10点到凌晨2点新陈代谢最为旺盛，如果睡眠不充分，就会影响皮肤的代谢功能和自我修护能力，从而降低皮肤对细菌的免疫力。这样痘痘再多也不为怪了，是自己在偷偷给运送军粮嘛。

　　再想想是不是在脸上冒出痘痘时，为了遮人耳目，涂上厚厚的遮瑕霜、粉底液什么的，把脸给包裹起来。真是这样，可就乐坏了痘痘，它正需要这样的温床好好繁衍呢。化学合成的脂粉和细菌把毛孔塞住，正好为下一代痘痘的诞生提供了条件。所以，清洁皮肤很关键。每天用温水洗二至三次脸，保持面部毛孔的清透，这样细菌就失去了生存的环境，痘痘也就无法猖狂了。

还要记住有压迫就有反抗这句话。如果痘痘长出了白头，这说明它有投降的意思了，根据战争中要善待战俘的原则，这个时候千万不要再用手去挤压。如果这个时候用手掐，它反而会反抗的更加厉害，即使它牺牲了，还会在我们脸上留下个黑印。

人体的病大多与吃有关，痘痘也不例外。要战胜痘痘，就要减少它的营养供给。它喜欢甜食，那么我们就尽量少吃甜食；它爱吃辣的，我们就吃清淡的；它喜欢吃鱼肉虾，虽然我们也爱吃，但为了抗战，还是坚持坚持吧，多吃点水果补足一下。

痘痘来了其实并不可怕，怕的就是我们一些不良的习惯给它提供了更好的温床，如同组织内部出现了走狗，战斗如何能打的赢呢？所以，除痘，还是要从自己身上入手。

第三章
疾病信号隐于身体声音中

　　人体就像一部机器，循环运作以维持生命。与其他机器一样，这部机器在运作时会发出各种声响，比如心脏跳动的声音，睡眠时的鼾声，肚子饿了发出的咕咕声等等，千万别轻视了这些声响，它们实际上是身体向我们发出的提醒或警告，很多疾病信号都隐藏于我们身体的声音之中。关注我们身体的"语言"，也就是关注我们自身的健康，防患于未然，将疾病消灭在萌芽状态！

笑声里的疾病阴谋

笑被称作最便宜的灵丹妙药。愉快的情绪的确对健康非常有利。但是有些怪笑却要引起我们的注意，因为在这些笑的背后隐含着疾病。

笑是由于人体感官接触外界的事物或语言，转变为信息传入大脑皮层，而后通过大脑对脸部甚至全身的肌肉发出运动的命令而产生的。当由于疾病或者其他因素使得神经的感觉出现了问题，或者肌肉出现异常，就会产生非正常的笑。这些笑并不能传达患者的心声，是一种病态的反应。

苦笑：破伤风的病人，有典型的"苦笑"症状，表现为患者的笑并非发自内心。这是由于破伤风杆菌所分泌的痉挛毒素侵犯到面部肌肉，使之发生紧张收缩而造成的。

傻笑：多见于大脑由于多种原因发育不全、脑动脉硬化性精神病、老年性痴呆等患者。病人虽然经常乐哈哈的，但由于智能障碍的影响，面部表情却给人以呆傻的感觉或者表现僵硬死板。

强笑：多见于老年性弥漫性大脑动脉硬化症和大脑变性等脑部器质性病变患者，是一种不由自主的、不能克制的强迫性笑。

怪笑：面神经麻痹的病人，由于一侧面神经功能丧失，导致两面肌肉不能平衡所至。患侧面部肌肉松弛，鼻唇沟变浅，笑时口角向一侧牵拉，口眼歪斜，使人感觉很怪异。

假笑：有一种被称之为"隐匿性忧郁症"的病人，本来他们内心是忧郁的，却常对人报以假笑。有经验的医师往往会注意得到，这种病人仅仅是在用嘴角笑，而眼睛却毫无笑意。

癫痫性笑：呈短暂性发作，每天发作几次甚至几十次，每次发作一般历时几十秒或数分钟。此笑发作时大脑意识混浊不清，或语无伦次或手舞足蹈。事前无诱因可查，笑后恢复正常，这是"癫痫性笑"的特殊表现。

痴笑：精神分裂症病人，由于大脑功能不全，笑的发生不分场合，可能独自偷笑，亦可以是狂笑，例如躁狂症的笑，容易引起周围人的共鸣，常随之不期而笑。这种情感并不稳定，有时可突然收敛笑容，表情严肃，有时又可变笑为涕，反复无常。

总之，对于一些特殊的笑容、笑意，我们不可等闲视之，应及时自检或到医院检查、治疗。

倾听心跳的声音

心脏虽然只有拳头那么大，却承担着生命最光荣而艰巨的任务。它就象人体的发动机，一旦停止运转，人体机器就要报废。心脏的动力装置依靠心肌的收缩和舒张来完成，这就是我们能感受到的心跳。心跳是血液循环的动力来源，心脏的一缩一收，就象水泵一压一放，使血液不断从心脏排向动脉，然后由动脉流向心脏，构成依次循环。这个工作量很大，并且昼夜不歇。我们来算一笔帐，即使在安静状态下，按每分钟75次计算，每次搏出血液60毫升，则一分钟可搏出血液约4500毫升，约重5千克（血比重1.06）；一小时可达286千克，24小时约为6520千克。

心脏之所以不知疲倦地工作是与心肌细胞中的一种自律细胞有关。它能自动有规律地放出脉冲电流促使心脏跳动，同时心脏还靠它的左右两支冠状动脉不停地供给血液，以保证心脏有足够的营养和氧气维护它的跳动。正因为如此，心脏才能终生保持强大的工作能力，使血液循环永不停息。如果那两支冠状动脉出现毛病，心脏供血不足，就会影响其正常心跳功能，也就是人们常说的冠心病。冠心病患者要减少脂肪与食盐的摄入量，加强体质锻炼，规范生活节奏。

心脏的跳动与两个术语有关，即心律和心率。这是两个不同的概念，心律是心脏跳动时的节律，也就是两次心跳之间的间隔，如同音乐的节奏一样。心率是心脏每分钟跳动的次数，在不同年龄心率也不相同，婴儿心率为130～150次/分钟，年龄越大心率也就越慢。成年人正常的心率为60～100次/分钟。常见的心率异常有心跳过速、心跳过缓、心跳骤停。

1．心律不齐

通常情况下，心律不齐是一种正常生理现象，因为心脏跳动的时间间隔会有误差，心脏每一次跳动的时间间隔上下误差不超过0.12秒，都是正常的，不必惊慌失措。如果超出了这个范围，明显的忽快忽慢，就是严重的心律不齐，此时应考虑疾病的原因。

我们首先要学会自己判断心律不齐的严重程度。首先看一下是否伴有其它症状，例如头晕、胸闷、胸痛、气急、多汗、颜面苍白、四肢发冷、抽搐、昏迷等。其次看一下持续的时间，如果来势迅猛，且发作时间持续较长或发作频繁，每分钟早搏超过5次以上，多表示病情较重。还要针对自己的身体情况，如果患有心脏病、高血压、动脉硬化、糖尿病、甲状腺机能亢进等病，出现严重心律不齐时，多表示病情加重。如果是年轻人，心律不齐多是功能性的，不影响正常的生活。若是老年人，很可能是器质性病变，应及时到医院检查。

2．心跳过速

心跳过速是指心跳的频率超过了正常的范围，成年人心率超过100次/分钟为过速。引起心跳过速的原因有很多，例如情绪激动、剧烈运动、经常饮酒喝浓茶咖啡，还有一些药物也会引起心跳过快。这些人为的因素是可以预防的。我们需要关注的是疾病引起的心跳过速，高烧、贫血、中毒和败血症、甲状腺机能亢进症等都可以引起心跳过速。因此，出现心跳过速时，要及时查清楚原因，若是病理性原因，应尽早治疗。若是外发原因，则应适当调整生活习惯，尽量避免烟、酒、咖啡等刺激交感神经的兴奋来源。

3．心跳过缓

正常人每分钟心跳次数约60～100次，如果每分钟心跳少于60次，则为心跳过缓。心跳过缓的原因并非都来于疾病。睡眠时迷走神经处于兴奋状态，迷走神经功能亢进，其末梢可释放一种被称为"乙酰胆碱"的物质，对心脏起抑制作用，故可使心跳减慢。由迷走神经功能亢进所致的心跳过缓，心律多数是整齐的，一般每分钟30～40次，这是正常现象。

此外，经常锻炼的人，心肌收缩能力增强，每次搏动射出的血量随之增多，所以，平时以每分钟50～60次的心率就可以满足机体的需求，这种心跳过缓是正常现象。据科学家研究，降低心跳速度可以长寿。因此，适当进行体育锻炼，加强心肌功能是有助于健康的。

如果并非锻炼有素，而心率只有30～40次，就是病态的。其原因既可能在心脏之外，如颅内压增高、黄疸、甲状腺功能低下、营养不良、体温过低、伤寒或尿毒症等，长期应用洋地黄、心得安、利血平或吗啡等药物也会导致心跳过慢；亦可能在心脏本身，多为心肌的损害，像心肌炎、心肌硬化及心肌梗死等。另外，由于影响心脏的冠状动脉硬化或闭塞，使心脏跳动的起搏点——窦房结，以及相应的传导系统供血不足，发生退行性病变，也会造成心跳过缓。

4．心跳骤停

心跳骤停提示心脏突然停止跳动，大动脉搏动与心音消失，这是最危险的一种心律失常，如果救治不及时，脑部会因为严重缺血、缺氧，导致生命终止。

造成心跳骤停的原因主要有以下几种情况：外发事件引起的，如电击、溺水、窒息等；疾病所致，急性心肌炎和心肌梗塞是最容易出现心跳骤停的两种心脏病；麻醉手术意外也会出现这种情况；此外，洋地黄、奎尼丁、灭虫宁等药物中毒也可引起心跳骤停。

医学博士建议：

当出现这种情况时，必须进行紧急救治。同时进行心脏按压和人工呼吸，使心肺循环都得到恢复。在做紧急抢救时，有几个细节需要注意。一是，要把患者放到坚硬的平台上。二是，在按压心脏时，注意手的位置和力度。三要掌握好频率。心脏按摩的胸部按压频率要达到至少每分钟100次，过慢不能发挥作用。四要配合人工呼吸进行。

呼吸异常全身弱

呼吸提供了生命体赖以生存的氧气，呼吸与心跳一样重要，呼吸停止意味着生命的死亡。从呼吸的声音和频率可以判断身体的健康状况，尤其是呼吸系统各器官是否正常。

正常的呼吸是比较均匀、无声、规则且不费力的生理活动。一般是在无意识中进行，但有时可随意识改变深度和频率。正常人每分钟呼吸16～20次，婴儿、儿童频率较快。脉搏与呼吸之比约为4:1，运动、情绪等因素也可影响呼吸频率。每次平静呼吸的气体交换量称为潮气量，正常人约为500～800毫升。

呼吸运动是在呼吸中枢的调节下进行的，呼吸中枢位于延髓，分吸气与呼气中枢两部分，它们之间互相制约，非常协调。但当病人病情危重之时，人体的生理活动会出现一系列明显的反常现象，呼吸异常就是其一。呼吸异常通过呼吸的频率和声音显现出来，常见的呼吸异常情况有以下几种。

1．呼吸困难

有的时候我们会感到呼吸费力，烦躁不安，鼻翼扇动，呼吸急促，张口抬肩，口唇及面部发紫，出冷汗。这些都是常见于哮喘、肺部疾患、呼吸道阻塞以及严重的贫血、休克、大出血时出现的血氧含量降低表现。

2．呼吸频率异常

呼吸急剧增快：这种情况下成人每分钟呼吸超过24次，常见于发热、哮喘、心力衰竭、贫血等疾患。

呼吸急剧减慢：每分钟呼吸次数只有10或10次以下。此种病状常见于颅脑病变(如脑外伤、中风、脑肿瘤等)和腹膜炎、镇静安眠药中毒等。

间停性呼吸：一般表现为呼吸几次后，突然停止，短时间的间隔后，又开始恢复正常的呼吸，周而复始。这多见于中枢神经系统疾病(如脑炎、颅内压增高等)、某些中毒(如糖尿病酮症酸中毒、巴比妥中毒)等。

3．呼吸幅度异常

潮式呼吸：顾名思义，此种呼吸症状如潮起潮落。呼吸时由浅慢逐渐变为深快，达到一定的呼吸高潮后，再变为退潮般的浅慢，有些出现停5～30秒钟的状况，然后再由浅慢加强。如此反复起落，如潮水涨落。多见于重症脑缺氧、严重心脏病、尿毒症晚期等危重患者。

深大呼吸：其症状特点表现为呼吸深沉而冗慢，这是呼吸中枢功能障碍严重的表现。多见于糖尿病所致的代谢性酸中毒、尿毒症、肝昏迷等。

4．声音异常

声嘶或吼鸣：孩子有时会因病伴有咳嗽、拒奶或低热等"不乖"的行为，这多是由病毒（少数伴有细菌）导致的急性呼吸道感染引起的。也可见于鼻炎、鼻部干结的分泌物或异物（豆料、瓜子等）阻塞鼻部、气管或支气管和急性喉炎、过敏性喉炎和咽后壁脓肿等。

声喘音鸣：伴有咳嗽，呼吸缓慢，较重则表现为平卧加剧。常见于喘息性支气管炎、支气管哮喘、婴儿病毒性肺炎、早产儿间质性肺纤维化病等。

医学博士建议：教你学习正确呼吸

有人认为呼吸是最自然不过的事情，不呼吸我们不能生存，所以呼吸是不必学习，无师自通的。事实真是如此吗？我们知道，肺是向血液提供氧气的动力器官，肺活量的大小在一定意义上反映了呼吸机能的潜在能力。一般地说，健康状况愈好的人肺活量愈大。提高呼吸的质量才能最大限度的利用肺活量，保持肺的充足动力，使精力更加充沛。要提高呼吸的质量必须掌握呼吸的技巧，通过频率、深度和节奏的改变，促进体内每一个细胞的活力。

呼吸除了能够给血液供氧外，还可以控制淋巴液的量。淋巴液中含有白血球，专门防卫细菌的入侵。这种系统在人身上，犹如都市的下水道，专门输运死掉的细胞、细胞排放的毒素、血蛋白等。淋巴系统是细胞排除大量废物的惟一管道，同时死亡的细胞亦经由此系统排放，因而若其功能停止运行24小时，人便会致死。淋巴循环系统不像血液循环那样有心脏提供动力，淋巴液的流动，只有借助呼吸和肌肉的运动。因此，体内的垃圾是否能完全清理，有效呼吸是关键。

美国科学家在淋巴系统的清理过程的试验中发现，扩张横隔膜的深呼吸是最有效的清理方式。深呼吸会形成像真空的效应，把淋巴液析入血液中，加速消除体内毒素的速度。这种深呼吸及运动所带来的清理速度，是平常的15倍。

深呼吸的方法：先慢慢地由鼻孔吸气，使肺的下部充满空气。吸气过程中，由于胸廓向上抬，横膈膜向下，腹部会慢慢鼓起。然后再继续吸气，使肺的上部也充满空气，这时肋骨部分就会上抬，胸腔扩大，这个过程一般需要5秒钟。最后屏住呼吸5秒钟。经过一段时间练习，可以将屏气时间增加至10秒，甚至更多。肺部吸足氧气后，再慢慢吐气，肋骨和胸腔渐渐回到原来的位置。停顿一二秒钟后，再从头开始，反复10分钟。练习时间长了，能成为一种平常的呼吸方法。

不要小看打呼噜的危害

1. 打鼾的病因

在医学上，严重的打鼾可发展为"睡眠呼吸暂停综合征"。根据统计数据显示，打鼾问题以男性较为严重，男与女的比例是"6比1"。另一方面，男性打鼾开始得较早，大约在20岁以后就有可能发生，女性较男性为迟，多数发生在40岁以后。

在医学理论上，打鼾是由于以下3种原因引起：

（1）中枢性方面的疾病引起。

（2）阻塞性方面的疾病引起。

（3）混合性方面的疾病引起。

一般而言，大人以混合性症状所引起的最多，小孩则以阻塞性的问题最多。

医学界认为，打鼾也很可能因为身体上的其他病因造成。目前的医学研究报告显示，高血压及心血管疾病患者打鼾的机率较高，体型较常人肥胖者也较容易出现打鼾的现象，另外胸部有毛病及糖尿病、类风湿性关节炎等疾病患者都常有打鼾的问题。

2．打鼾的危害

1994年4月在北京召开的国际鼾症研讨会上，各国专家、学者把打呼噜确定为"睡眠呼吸暂停综合征"，是病症，是症候群，与27种疾病有关。如何界定呢？每停顿10秒以上为一次呼吸暂停。睡眠一小时，有5次以上大于10秒的停顿，或睡眠7小时中，大于10秒的停顿在30次左右，即为睡眠呼吸暂停综合症。它对人体的危害极大，人的一生有1/3的时间是在睡眠中度过。正常人在睡眠时呼吸均匀，氧气摄入量满足身体各部位的需要。而每晚7小时睡眠，呼吸暂停的人则有300～400秒处于无氧吸入状态，血氧浓度低于正常值约8%～10%。这样夜复一夜，年复一年，支离破碎的睡眠，使氧气摄入明显减少，身体各重要部位缺血缺氧，诱发各种严重疾病，如果脑细胞组织持续缺氧4～6分钟就会引起脑细胞的不可逆性死亡。53%的患者脑血管意外发生在夜间睡眠时。近来研究表明打鼾与呼吸暂停是脑血管病一个独立的发病诱因，是发病的主要原因之一。打呼噜者在夜间死亡率急剧增加，未经治疗的打呼噜，病史在5年左右的死亡率为11%～13%。每小时呼吸暂停大于15次，8年打呼噜病史者，死亡率37%。因丈夫打鼾而有72.5%的妻子每晚睡眠少1～2小时，或有30.6%的人从鼾声中惊醒。9.7%的妇女因丈夫的鼾声而导致神经衰弱（因为打呼噜造成婚姻破裂的无从考证）。由此可知，打呼噜绝不是正常现象而是严重疾病，是诱发其他疾病的罪源之一。

打鼾分为单纯性打鼾和阻塞性睡眠呼吸暂停综合征两类。单纯性打鼾为睡眠时上呼吸道出现部分阻塞，致使睡眠时打鼾，很少发生呼吸暂停及缺氧，对健康影响不大。而后者则对健康很不利，严重时可导致呼吸暂停，窒息而亡。

阻塞性睡眠呼吸暂停综合症，是我们俗称的响呼噜。通常表现是发声很高，几个呼噜之后，猛然又没了动静，再憋几分钟之后，雷声乍起。这类打鼾者经常会有在睡梦中突然憋醒的感觉，而且频繁的睡眠呼吸暂停对人体具有极大的危害。睡眠中的呼吸暂停会降低人的血氧浓度，出现致死性低氧血症，导致心绞痛、心肌梗塞、脑血栓、脑出血、高血压、心律失常、呼吸衰竭、哮喘、老年性痴呆等疾病的发生，严重者可一夜间猝死。国际卫生组织将其排在心血管疾病、癌症、脑血管意外、糖尿病等疾病之后，位居第五，是严重危害人类健康的疾病之一。

许多人或许还不知道男性阳萎也与打鼾有关系。鼾症患者因夜间反复缺氧，而使阴茎缺乏足够营养及氧气，海绵体受损而影响勃起功能；缺氧还使大脑皮层功能受到抑制，导致困倦、乏力、嗜睡；同时血液中维持男性性欲、第二性征和勃起功能的睾酮水平下降，从而导致缺乏性欲。越来越多研究表明，鼾症患者病情越严重，其勃起功能就越差。

想消灭鼾声首先得明白鼾声是如何发生的。只有对症下药，才能最终消除"睡眠杀手"的威胁。

堵塞是引起打鼾的主要原因。睡眠时上气道阻塞，呼吸时上气道阻力增加，使呼吸浅、慢或者暂停，引起反复发作的低氧、高碳酸血症。睡眠呼吸暂停综合征严重者，可致神经调节功能紊乱，血管紧张，系统失调，进而引起全身血液动力学改变，使组织缺氧导致多系统器官功能衰竭。

形成堵塞的原因很多，有功能性因素致呼吸中枢异常引发，也有气道狭窄造成组织臃肿引发。肥胖的人也极易"阻塞"，年龄因素也是造成"阻塞"的原因之一，其他全身疾病如甲减、垂体瘤、颅内疾病、遗传等都可能成为诱发"阻塞"的因素。

既然"阻塞"是造成"鼾声大作"的主要原因之一，那么患者就可以找准自己的病因来治疗了。

3．解决办法

常规的解决方法要从睡眠和生活习惯上入手。首先要早睡早起，睡前不要再饮浓茶和咖啡，保证睡眠质量。睡觉过程采取侧身姿势，可改善呼吸暂停的程度。戒烟戒酒也非常重要，肥胖者要减肥。症状严重者，需要到医院进行治疗。手术治疗是根据个人具体病因，对气管、鼻、咽进行手术，疏通堵塞部位。

医学博士建议：心理学上打鼾的原因及调理方法：

打鼾是人在睡梦中的语言和反应的体现。通过考察，63% 以上的人群打鼾出现的频率与周围环境的影响有关。在人入睡之后，身体进入休眠状态。但身体机能并没有停止，依然能对外界影响做出反应。打鼾是人体进入休眠状态后对外界声音干扰产生直接反应的一种途径。外界声音干扰越大，打鼾的声音也越大，打鼾的频率越高。相对在比较安静的环境中，打鼾的机率明显有所降低，甚至一夜安睡，不再打鼾。这与居住环境有直接关系。心理学上来说，打鼾是人类在睡梦中与现实世界的交谈。外界的声音对人造成的影响，而休眠中的人就用打鼾来回应外界的反应。所以一个安静的休眠环境是治疗打鼾的基本要素之一。

在安静的环境中入眠，不要开着电视或者听着音乐入眠。即使在有干扰的环境下入眠，也要保证在进入沉睡状态的时候，外界的声音干扰都消失。这样才是治疗打鼾的关键。

同住的人要从自身做起，在他人入眠之后，不要造成15分贝以上的噪音影响他人睡眠。不要大声与别人交谈，因为会使打鼾严重者产生梦呓。严重者，会造成呼吸短时间暂停，对身体危害极大。

综上所述，打鼾很多时候并不是自身引起的，而是外界环境对睡眠中的人造成的被动的反抗性睡眠反馈信息。久鼾成病，希望打鼾者能够尽量保持一个安静的睡眠环境来改善打鼾的病情。而与打鼾者一起居住的人，也希望能够为别人着想，提高自身素质，主动降低噪音以免影响他人休息。

4．打鼾的预防与保健

（1）增强体育锻炼，保持良好的生活习惯。

（2）避免烟酒嗜好，因为吸烟能引起呼吸道症状加重，饮酒加重打鼾，夜间呼吸紊乱及低氧血症。尤其是睡前饮酒。

（3）对于肥胖者，要积极减轻体重，加强运动。

（4）鼾症病人血氧含量多会下降，故常伴有高血压、心律紊乱、血液黏稠度增高等症状，心脏负担加重，容易导致心脑血管疾病的发生，所以要重视血压的监测，按时服用降压药物。

（5）睡前禁止服用镇静、安眠药物，以免加重对呼吸中枢调节的抑制。

（6）采取侧卧位睡眠姿势，尤以右侧卧位为宜，避免在睡眠时舌、软腭、悬雍垂松弛后坠，加重上气道堵塞。可在睡眠时背部褙一个小皮球，有助于强制性保持侧卧位睡眠。

（7）术后患者以软食为主，勿食过烫食物。勿剧烈活动。

牙齿为了什么加夜班

牙齿加夜班是指磨牙，磨牙究竟是怎么回事？是疾病还是正常现象？下面为大家解开关于磨牙的种种疑团。

1．为什么会夜间磨牙

夜间磨牙主要由三种因素引起，即：牙齿本身因素、心理因素、疾病因素。

牙齿本身因素：建立牙齿咬合关系。常见于换牙期的儿童，他们磨牙是为了建立牙齿正常咬合关系而进行的一种活动，属于正常现象。因为在这期间上下牙刚刚萌出，牙齿之间的咬合位置还未完全确定，很有可能不合适，经常是高低不平。一些刚换的恒牙有可能很锐利，通过磨牙，可磨去相互接触时不合适的部分，消去高出的地方，使得上下牙形成良好的咬合接触。对于这种夜磨牙不必太担心，随着正常咬合关系的形成，夜磨牙的现象会自然消失而无需治疗。

心理因素：有科学研究表明，成人夜间磨牙中疾病的因素占有很小的比重，主要还是由于心理负担过重引起的。日常精神紧张，压力大，患者下颌骨肌肉紧张性提高，在睡眠时支配咬肌的三叉神经，失去其支配的功能，使得咬肌不自主的动，造成磨牙。除了心理压力大之外，磨牙也代表了一种愤恨和不满的情绪，通过磨牙表现出来，"咬牙切齿"这个词，在医学上也得到了解释。

疾病因素：肠胃功能不好的人，食物不能及时消化而在体内积聚，致使身体肌肉紧张而不规则地收缩，同时人体的下颌关节运动肌最为敏感，于是就反应出磨牙、睡不安稳等症状。这是牙齿在加夜班呢。

另外，蛀牙和牙周炎患者，通常牙齿很不舒服，夜间会通过磨牙来缓解不适。再者，肠道内有寄生虫时，寄生虫会分泌一种毒素，刺激肠道壁，影响消化系统的功能，在夜晚睡觉时便会出现磨牙的症状。

2．磨牙有哪些危害

见过农村磨面的磨盘就会知道，拉磨久了，会把磨盘的齿磨坏变平，而对牙齿来说，长期夜磨牙会使牙齿表面的牙釉质被过分地磨损，导致牙齿变短，变薄，对冷热刺激敏感，严重的还会引起牙齿、牙髓坏死、牙龈萎缩、咀嚼肌肉损害等症状。

长期磨牙不仅损害牙齿，还会导致睡眠质量下降、记忆力减退、引发口臭或口腔异味、损伤听力和味觉，导致心理抑郁，悲观厌世甚至产生轻生等可怕的后果。

3．走出磨牙的梦魇

根据诱发磨牙的不同因素，对症下药，可以治愈或者减轻磨牙的症状。

对于因牙齿咬合不合适引起的可以进行牙齿形态的调整。

由于心理原因引起的，积极进行心理调节，减缓工作压力，心理问题严重时，可寻求心理医生帮助解决。缓解心理压力是现代人摆脱磨牙困扰的有效途径。

如果是疾病因素所致，应对症下药及早治疗。

对于磨牙习惯较严重的患者，为保护牙齿起见，可以到牙医那里根据其牙齿形状做一个夜磨牙保护咬合垫儿，限制牙齿的活动。

医学博士建议：

1. 心理治疗：磨牙症患者，确实有精神心理因素的作用，使颌骨肌肉张力过度。如情绪紧张、忧虑、对磨牙症有担心或恐惧心理等。对这类病人给予安慰、开导，解除其思想顾虑，对于建立治疗疾病的信心有重要作用。

2. 肌肉松弛疗法：颌骨肌肉过分紧张是引起磨牙症的原因之一，治疗中解除肌肉过度紧张是控制磨牙症的必要手段。常用的方法有：肌松弛仪的应用；体疗，进行咀嚼肌的生理功能训练；按摩；视听暗示等方法。

3. 咬合板的应用。

4. 咬合治疗：通过调磨少量牙体组织，去除咬合干扰，建立天然牙的咬合平衡关系，以达到咬合、咀嚼肌、颞下颌关节三者间的生理平衡，消除磨牙症。

5. 磨牙症还可以采用对症治疗，对于牙齿有畸形的病人先进行正畸。有的要进行修复或牙周组织疾病的治疗。

小小屁中看病情

放屁总是一件令人尴尬的事情，尤其是在公共场所。其实，屁是获知人体健康与否的线索，通过每天放屁的情况可以知道消化系统是否通畅。当排出那些滞积在体内的毒气后，我们就会拥有一个清爽舒适的肠胃。那么，关于屁，我们了解多少呢？

1．屁是什么

屁就是身体排放的废气，是结肠内未消化的食物转化而来，主要成分是二氧化碳、氢气和甲烷。

2．屁从何而来

屁的产生是因为我们吃的食物，有些未被分解。未被分解的部分，包含纤维和糖类，就成为大肠菌的食物。大肠菌饱餐后就会排气，这些气体在体内累积，造成一股气压。当压力太大时，肠子蠕动就会将气排挤出体外，形成了屁。

3．屁为什么是臭的

一个屁里面大约含有400种物质，主要是氮、氢、二氧化碳、甲烷以及氧气——所有这些气体都是无味的。但其中还有不足1%的气体是由微量的其他化学物（如氨类、粪臭素和硫化氢）组成，这些化学物会散发出令人难以忍受的臭鸡蛋气味，一亿份空气中只要有一份此类气体，人们就能察觉出"屁味十足"。

4．病从屁中看

如果担心自己中了多屁的慢性瘟疫，大可不必忧虑。放屁是正常的生理代谢。健康的人每天都要有不等次数的放屁现象，其频率一般为6～20个／天。有些人屁多是与所吃的食物有关，例如奶制品、豆类和蔬菜（洋葱、芹菜等）、水果（尤其是香蕉）以及碳酸饮料，这些食物是能够产生大量氢和二氧化碳、硫化氢等气体的基质，所以食后往往会废气大增，不断放屁。

如果不是饮食的原因，还是天天臭屁不断，那么又要多一层苦恼。这很有可能是肠胃问题，例如消化不良，胃炎、消化性溃疡等胃部疾病，肝、胆、胰疾病等等。消化不良有功能性和器质性之分：前者与肠胃蠕动功能障碍有关；后者与肠道炎症、癌症等疾病有关。

俗话说响屁不臭，臭屁不响。为什么有的屁臭，有的屁不臭呢？富人放屁臭是有道理的。恶臭多是滞留的蛋白质分解后形成的胺类产生的气味。所以，常食鸡蛋、肉、鱼的人往往放屁很臭。这类臭屁可通过多吃素食减缓。

另有两种情况下产生的臭屁要小心。在患有晚期肠道恶性肿瘤时，由于癌肿组织糜烂，细菌在捣鬼，蛋白质腐败，经肛门排出的气体也可出现腐肉样奇臭。消化道出血时，血液在肠腔内滞积，或肠道发生炎症时，排出的气体往往比较腥臭。

放屁让人尴尬，是不是不放屁就是件自豪的事情呢？那些不放屁的"闷人"，千万不要高兴得太早。如果长时间不放屁，说明问题严重。困在结肠各个直角弯里的气都可能令你的胸部和胳膊疼痛难当，就像心脏病发作时的症状一样。肠子长时间的鼓胀也可能会引发各种健康隐患。如果气体在体内囚禁得太久，它一定会令人苦不堪言。长期无屁的人一定要检查肠道和肛门是否有问题。荷兰的两位科学家曾向世人宣布，为了身体健康，不管愿意与否，每天都得大约放15个屁。

无屁和少屁的人，平日要多喝水，促进新陈代谢，减少身体对毒素的吸收。睡觉之前，揉揉肚子，也是排泄体内废气的好办法。具体手法如下：两手掌叠加，置于上腹部，先顺时针旋转按摩15次，再逆时针旋转按摩15次；移至下腹部再依前法按摩。完成后，再由上腹部向下推至耻骨联合处，连续20次。

医学博士建议：憋屁，护了脸面丢了健康

在公共场所，一不小心放个屁出来，的确是件令人尴尬的事情。所以，绅士淑女们往往有屁不放，把气往肚子里咽。其实这是一种非常有害的办法。屁是有毒的废气，如果憋屁，这些有害物质排不出，也会被肠道黏膜重复吸收，出现胸闷、腹胀等症状。经常憋屁，会使机体形成慢性中毒，产生精神不振、消化不良、头晕目眩和脸色蜡黄。

其实，在这种情况下解决的办法很简单，借口去趟洗手间，或者故意把其他声音搞大，掩盖屁声，既保存了面子，又挽救了健康。

骨头发音必有问题

许多人都有关节响的体会，比如在下蹲时，膝关节处会发出"咯吱"的响声，攥紧拳头时会有"噼里啪啦"的声音，张大嘴巴时，也会出声，这是关节活动时周围肌腱滑动的声音。身体的这个声音想表达什么意思呢?是骨骼在成长还是骨骼有了疾病?

引起关节弹响的原因大致有三点：气体逃逸、关节移位、关节损伤。

气体逃逸：在我们人体关节间有一种用来润滑关节的滑液。这种滑液内含有一些气体，譬如氧气、氮气和二氧化碳。这些气体在滑液中形成气泡。当我们拉伸关节时，滑液中的气泡破了就会发出嗝嗝响声。

关节移位：关节是两块骨头的连接处，连接面有软骨、关节囊和肌腱组织，他们起到保护关节磨损的作用。我们在活动时，关节移动，这些组织间会碰撞发出声音。只是在不同人身上表现不同，有些人声音大，有些声音小，几乎听不到。

关节损伤：关节面的组织损伤，造成关节接触面粗糙，关节摩擦会发出响声，这种情况一般伴随着疼痛。

活动关节产生声音是否对身体有害? 不一定。关节弹响有生理性和病理性两种。生理性的关节弹响常见于年轻人，它是关节活动时关节面之间、软骨垫与关节面之间、肌腱和关节囊之间、肌腱和骨骼之间、肌腱与肌腱之间，发生相对运动，互相碰撞或磨擦，发出的声音。有可能是滑液减少所致，如果是这种情况，可以去医院进行物理治疗，以免日久之后造成关节软骨挫伤。

有些年轻人喜欢把指头掰的噼啪作响，以为这样很酷，而一些研究指出，这种习惯会破坏关节间的软组织，减弱手的握力。

如果在关节弹响的同时还伴有疼痛，那一定要引起足够的重视。常见引起膝关节弹响的关节内病变有半月板病变，例如：半月板损伤、钙化、骨化；滑膜疾病，如滑膜软骨瘤、关节滑膜皱襞综合征；肌腱疾病，如肌腱滑脱等。这些病变可能是由外伤引起，也可能是劳损和其他疾病引起。

有些老人膝关节疼痛久治不愈，有时连走路也感到困难，有可能是肺癌的一种转移表现，因为患者病没有肺癌常见的胸痛、咳嗽、咳血等肺部表现，所以容易造成误诊、漏诊。

单纯的关节弹响没有任何痛苦，不需进行治疗，对人体也没有太大影响。作为某种关节疾病的一个症状而出现弹响，要尽快找出病根，加以治疗。

医学博士建议：治疗关节炎，锻炼适得其反

许多人认为，锻炼是万能的，虽不能包治百病，但有利无害。其实这种想法对于关节炎患者来说无异于自寻死路。

我们知道，当炎症发生时，炎性细胞会损伤血管内正常的上皮细胞，使关节处大量毛细血管堵塞，发生严重的供血、供养不足，滑膜分泌滑液不够，造成疼痛。在这里滑液有两个作用：其一，起到润滑关节软骨组织的作用；其二，为关节软骨提供一定的营养。但是，如果滑液减少，就会造成软骨面摩擦力加大，从而引起软骨损伤并脱落（就像机器没有润滑油一样），使我们感到疼痛难忍，并且还会使软骨因缺乏营养而变得松脆。我们在直立行走时，身体所有的重量都是由膝关节来承担的，就像轮子的车轴，此时如果再加大运动量，关节软骨就很容易磨损，加重病变，有的几乎把软骨完全磨掉。软骨还有在运动中缓冲运动冲击力的作用，如果没有软骨的保护，我们恐怕连走路都很困难了。人体有自身代偿机制，如果这里缺了一块骨头，就会再长出一块来填补，当这个增生物高出软骨面，就是我们通常所说的骨质增生。骨质增生是由于关节组织缺血缺养造成的，也就是西医讲的"退行性关节炎"或"骨性关节炎"。如果加强运动，骨质增生的表面就会永远形不成光滑的软骨面，这样摩擦、炎症、疼痛一直就会存在，病变继续加重。如果不及时治疗，会累及好的一侧关节甚至腰椎。正确的做法是在炎性发作期（疼痛期）尽量减少膝关节的负重，绝对禁止爬山。上下楼梯时最好拄拐或手抓扶梯，减少患侧负重，并尽量减少走路。可以躺在床上做"空蹬自行车"的运动，也不要时间太长。如果患者稍一好转就进行大量的活动，便会导致膝关节病反复发作，很难治愈。所以，要尽量减少膝关节的负重。

咳嗽，有外敌入侵

咳嗽是机体的一种保护性条件反射动作，以清除呼吸道的分泌物、渗出物，防止异物侵入呼吸道。有时候咳嗽也是疾病的外在表现症状，是身体发出的求救信号。根据咳嗽的起因、持续的时间以及伴有的症状，可以判断疾病的所在和程度。

我们通常有这样的体验，吃饭时不小心把食物呛进了呼吸道内，引起一阵强烈的咳嗽，通俗的讲是被呛到了。类似这种原因引起的咳嗽是生理性咳嗽，一般情况下通过调节很快会好。虽然这不是疾病，但也要留意，情况严重时会引起窒息死亡。如果不想死在一粒米的手里，那么进食时最好不要谈笑。"食不言"的古训还是要听取的。以前小孩子被呛到后，大人会将孩子身体倾斜，轻拍背部，位置在颈部偏下。但现在更提倡的是挤压孩子腹部。

另外，空气中的粉尘和有害物质也会伺机作乱，这些异物的入侵，短期看不出什么危害，长期积聚，可引发呼吸系统炎症。平时要养成用鼻子呼吸的习惯。沙尘多的地区的人，出门最好戴口罩，尤其是在春秋季节。

这里关键要说的就是病理性咳嗽。这种咳嗽可以从性质、时间、声音、伴随症状来大致辨别疾病的种类和严重程度。

从性质上看，有干性咳嗽和湿性咳嗽两种情况。咳嗽无痰或痰少称为干性咳嗽。中医认为干性咳嗽与阴津不足有关，在临床上常见于急性咽喉炎与急性支气管炎的初期、胸膜炎、轻度肺结核等。湿性咳嗽有痰液，常见于肺炎、慢性咽炎、慢性支气管炎、支气管扩张、肺脓肿与空洞型肺结核。

从持续时间上看，如果是阵发性的咳嗽，持续时间短，多半是急性呼吸道炎症，也有可能是癌瘤压迫气管分叉处所致。如果持续时间较长，特别是老年人，则多为慢性呼吸道疾患、慢性支气管炎、支气管扩张、慢性肺脓肿、空洞型肺结核。这类病人，常常因着凉、受风而犯病，冬天气候寒冷会使病情加重直到天气转暖才能缓解。咳嗽时日太久，可引起肺感染；长期慢性咳嗽还可使肺泡扩大，也就是通常所说的"肺气肿"。

还可以从咳嗽发出的声音上来辨别，如果听到类似金属碰撞的声音，可能是由于肿瘤压迫气管所致，常见于纵膈肿瘤、主动脉瘤或支气管癌。如果声音微弱低沉，说明患者已极度虚弱；如果出现如犬吠般的声音，则可能是会咽喉头部分出现疾病。

如果从时间和声音上无法辨别，可以通过咳嗽时伴随的症状，进一步确认。若伴有发热，通常是风寒或感冒引起呼吸道感染。若伴有胸痛，则应检查是否患有肺炎、胸膜炎。如果短期内有体重减轻的症状，可能是肺结核或者支气管癌变。

医学博士建议：中药方剂

1. 原料：鹧鸪1只、南杏仁30克、川贝12克、桔梗20、法夏12克、百合20克、薏苡仁30克。

制备：先将鹧鸪去内脏洗净，锅中水滚后放入姜、鹧鸪烫一下，以便除去腥味，把全部用料放入锅内，武火煮滚，后用文火煲2小时30分钟。

主治：百日咳、肺虚咳嗽。

2. 原料：雪耳60克、北沙参30克、 川贝18克、桑白皮20克、罗汉果1个、荸荠10个。

制备：把全部用料放入锅内，武火煮滚，后用小火煲30分钟。

主治：肺热咳、肺燥咳嗽。

梦是疾病的早期信号

梦与许多疾病有关，如梦游、夜惊，梦中的焦虑发作、梦魇，梦中遗尿等都是睡眠障碍的表现，频繁的梦魇、梦遗和梦交都是疾病的症状之一。

那么，人为什么会做梦呢？那是因为人在睡眠时，神经细胞被广泛抑制，然而这个抑制过程是不完全的。因此，大脑皮层的某些神经还处于兴奋状态，从而产生了梦。可见，梦境是在大脑皮层少数细胞活动的情况下发生的。如果少数细胞的活动，失去了觉醒状态时的整个大脑皮层的控制和调节，记忆中某些片段就不受约束地复活，那么人就会产生千奇百怪的梦。如果在睡眠中，少数处于兴奋状态的细胞是大脑皮层某些与语言或运动有关的神经细胞，那么，就会出现人们通常所见的说梦话、梦游等现象。

梦是在人的睡眠中尤其是在快速动眼睡眠时期神经活动的结果，梦也是一种心理活动，是意识的某一个层面活动的结果。按照弗洛伊德的说法，人的无意识中包含了大量的观念、想法、欲望和冲动等。这些观念和想法，因为与社会伦理道德冲突而平时被压抑在无意识中，个体无法察觉到。弗洛伊德把人的心理比做一座冰山，人的意识是冰山露出水面的一角，无意识则是水面之下的部分。人的无意识之中的内容虽然无法意识到，但可以通过这样那样的途径泄露出来，其中一个重要途径就是梦。无论如何，梦总是由一些刺激引起一些神经细胞活动的结果，只不过它不能被清楚地觉察，也不能控制自己。有一种所谓带预见性的梦，例如，你梦见自己的腿被狗咬了，过几天腿真的长了瘤，这又该如何解释?缺乏科学知识的人会认为是神灵在向你托梦，预示自己的腿要坏了，其实这是由身体内部的刺激引起的。腿上长瘤，它不是一天就能表现出来的，刚开始刺激微弱，没有达到感觉的阈限，因此很难察觉。而且在清醒状态下，人们多关心外界事物，难觉察到微弱的内部世界。但当人进入睡眠以后，大部分的神经细胞处于抑制状态，这些刺激就相对强烈起来，使人有一些觉察而又不能控制，因此就可能与有关事物不自觉地联系起来构成了梦，如梦见腿被狗咬了或骑马把腿摔了等。这就是为什么做梦有一定的预见性的原因。

人体的健康有赖于身体脏腑的正常生理机能活动，这些生理机能不仅在白天，也包含在晚上的睡眠中，因此，人体脏腑的生理活动也构成了梦境发生的诱因。比如说，脾胃担负消化的任务，如果有的人出现进食不足或过多，脾胃的消化生理活动功能必然会影响到梦境的变化，所谓"甚饱则梦行，甚饥则梦卧"。

在躯体方面，来自膀胱的刺激进入梦的情况也很常见。许多人都有因膀胱过度充盈导致在梦中到处找厕所的经历。特别是儿童，他们在梦中常常感到自己急着解小便，但是又没有合适的地方，好不容易找一个地方解完小便而实际上在梦中已经尿床了。

梦绝大多数属于正常的生理心理现象，对我们的健康是极为有利的，特别是一些特定的梦境，还是一些疾病的早期信号，或是疾病过程中向好坏两方面发展的趋势。这一点，我国古人早就发现了，比如《列子》中提出，阴气壮则梦见涉大水而恐惧，阳气壮则梦见涉过大火，阴阳两气都壮则梦见生杀。

《黄帝内经素问》中说："肺气虚，使人梦见白物，见人斩血藉藉，得其时则梦见兵战。肾气虚，则使人梦见舟船溺人，得其时则梦伏水中若有畏恐。肝气虚，则梦见菌香生草，得其时则梦伏树下不敢起。心气虚，则梦救火阳物，得其时则梦燔灼。脾气虚，则梦饮食不足，得其时则梦筑垣盖屋。"

疾病往往容易引起噩梦，并且噩梦的内容与疾病的性质、部位、情绪均有联系。根据梦的内容，结合其他资料，我们可以预测疾病，控制疾病，早发现早治疗。

梦能预报疾病是因为在明显病症出现前，身体内部就有了病理性改变。只因病变还不明显，所以我们注意不到身体的轻微不适。不过敏感的潜意识则注意到了这种不适，于是把它转化为梦境。预示疾病的梦强调的是某种身体的异常感觉，在梦中它把这种感觉编织在一个情节里面。

　　总之，无论是梦还是疾病都是潜意识的来信。潜意识在晚上用形象写的信就是"梦"；而在我们身体上刻的信就是疾病。这样也就不难理解梦"预言"疾病的发生了，这有助于"疾病"的治疗。

　　医学博士建议：

　　克服睡眠障碍要从这几方面入手。第一，给自己一个舒适的睡眠环境，床要舒服，卧室内最好悬挂遮光效果好的窗帘，同时把门窗密封工作做好，以免外面的噪声打扰休息。第二，冬天气候干燥，在卧室里放一个加湿器会对睡眠起到辅助作用。第三，睡前不要服用让中枢神经兴奋的药物，咖啡、浓茶、巧克力都是睡前不该食用的。更不能在睡前饮酒。

第四章
健康百味

　　一个女子如果想称得上美丽动人，除了拥有皓齿明眸，如荑纤指，婀娜身段，还必须呵气如兰，拥有芬芳气息，让人赏心悦目的同时，多一分吸引与亲近感。这也难怪浪漫的法国人会费尽心机研制出各式各样的香水，成为时尚女性争相追捧的宝贝。而如果一个人周身恶臭，恐怕他再有亲和力也会让人"望而却步"。口臭，脚臭，狐臭，这些难言之隐是不少人的心病，殊不知身体的气味也是疾病的信号，只有查出根源，才能治标也治本。

从口气中判断多项器官是否异常

在阅读本章之前我们来做一个动作：双手掌合拢并收成一个封闭的碗状，用它捂住嘴部及鼻头处，然后向聚拢的双掌中呼一口气后，用鼻深吸气，此时会闻到了什么？口臭！是吗？不必怀疑，必须接受这样难堪的事实。不是很严重的口气自己往往并不知道，通过这种方法就可以自测到。

口臭已经成为影响现代人交际的一大顽疾，很多人甚至谈"口臭"色变，惧怕跟别人近距离交谈，甚至形成一种社交障碍。

1．口臭从哪里来

是什么原因导致的口臭呢？治病就要寻源，从源头上阻断疾病发生的条件，才能彻底地将其歼灭。从身体内部器官之间相互关联的角度来看，口腔作为人体所需物质的入口，四通八达，口内有牙齿、牙床、咽喉、扁桃体、各种唾液腺，上通鼻腔，下达消化道和气道，横贯中耳，因此这些部位的疾病都可以导致口臭，大致可分为以下几种情况。

来自口腔：一是口腔环境不洁引起，食物进入口腔，在口腔内咀嚼到下咽有一个过程，在这个过程中会有很多食物残渣遗留到口腔内，如果不能及时清除，时间一长，发霉变质，就会发出难闻的气味；二是抽烟导致口腔异味；三是进食了一些气味浓重的食物，例如，葱、大蒜、榴莲等。还有一类是病理性的，即由于蛀牙、牙周疾病导致牙齿内部肌肉组织、牙髓坏死腐烂、口腔溃疡、扁桃体炎、咽炎等原因产生异味。

以上是由于个人行为所致，只要稍加注意，就可以改善。养成饭后刷牙漱口的习惯，减少吸烟量。若是牙病引起，及早找牙医诊治，牙病的危害前面已经提到，切不可大意。

源头在鼻：口鼻相通，如果鼻子发炎，口腔内也会出现异味。如果口臭的同时还伴有流鼻涕，鼻子不通气等类似鼻炎的症状，那就先去检查一下鼻子吧。

低调的耳朵：耳朵也可能是元凶，口臭通常想到的是呼吸系统和消化系统的问题，往往会忽视了悄悄躲在一边的耳朵，耳与口也是相通的，中耳炎患者也会出现口臭的症状。

消化道内问题多：口腔、食道、胃、肠四位一体，上下相连。气是上行的，如果下面的环节出现问题，必然通过上行之气，在口腔内表现出来。肠胃消化不良，肠道内积存的食物残渣必然会发霉变臭，一张嘴便可知肠胃的味道如何，便秘之人通常口臭，中医认为，胃热，内火旺也是导致口臭的原因，除口臭外，还有面红耳赤，口干舌燥等其他伴随症状。

针对这种情况，除要检查医治肠胃疾病外，患者可以多喝水，起到清洁肠胃的作用。另外在饮食上稍加注意，不要吃的过饱，在保证营养的基础上多吃些粗粮和蔬菜。

呼吸道疾病导致口臭：气管炎、肺炎、肺脓肿、支气管扩张，呼出气体可带腐烂臭味。

2．味不同病不同

臭鸡蛋味：肝功能衰竭、肝硬化，血液中物质或会分解脂肪酸，可发出类似臭鸡蛋的气味。

腐败性臭味：口腔内炎症，提醒注意不良卫生习惯。

烂苹果味：提示酮症酸中毒，可能患有糖尿病。

脓性口臭：多为鼻腔异物、萎缩性鼻炎、鼻窦炎、化脓性扁桃体炎、肺脓肿、支气管扩张等疾病的病灶处形成溃疡、糜烂、化脓引起。

酸臭味：多见于胃肠功能紊乱，时常有嗳气现象，或者是体内维生素、矿物质缺乏。

血腥味：鼻出血、消化道出血等出血性疾病。

尿骚味：肾功能衰竭的表现。

3．清新口气从何而来

第一步，先去医院检查是单纯性的口臭还是疾病诱发。

第二步，对症下药。有病看病，没病预防。单纯性的口臭可以通过饮食和生活习惯的调节来改善：①保证每天喝足量的水；②不仅要刷牙还要刷的彻底，选用牙刷和牙膏也有讲究，牙刷最好用软毛的，可以刷得更全面，还不会破坏牙组织，牙膏最好选用清新口气型的，刷牙的时候最好轻轻刷一下舌苔，但不可用力；③饭后一定要漱口；④饮食搭配平衡，水果和绿叶蔬菜多吃，烟酒肉少食。

第三步，如果坚持做到上述几点了，再用文章开头的方法，呵一口气，检查一下是否还有口臭。

医学博士建议：

1．饭后漱口，睡前刷牙，注意清洗假牙，养成良好的口腔卫生习惯。

2．进餐不宜过饱（尤其是晚餐），睡前不吃零食，饮食宜清淡，少吃辛辣等刺激性食物。少饮酒，戒烟。

3．防治便秘，保持大便通畅。

4．中老年人为促进唾液分泌，可咀嚼青橄榄、话梅，经常吃水果，还可用小叶麦冬、甘草泡茶喝。

5．每天清晨空腹喝一杯淡的温盐开水，可调节胃肠功能，有利于消除口臭。

6．红枣、黑枣可消除因葱、蒜等引起的短暂口臭，饭后咀嚼1～2枚即可。此外，饮浓茶可解蒜臭。

7．口腔含化维生素C片，嚼口香糖，使用中草药牙膏，嚼茶叶等也有一定的除口臭效果。

8．在大部份情况下，口臭是可以凭着每天保持口腔卫生及良好的护齿习惯预防的：每日于早晚及进食后，使用含氟的牙膏刷牙，同时适当地清理牙罅。妥善清理假牙，并在睡觉前把它除掉。定期接受口腔检查。

脚臭与身体的湿热

有人笑言称烟味、汗味、脚臭味为男人三味，这大概也是让男人苦不堪言的三味吧。其中以脚臭味最甚。在外劳累了一天，谁都希望回到自己温馨的小家放松心情，舒缓压力。试想，当换上拖鞋的那一瞬间，整个房间都被脚臭味包围，温馨的家立刻变成垃圾桶一般，谁还有心情呆下去呢？

脚臭是足部小汗腺分泌旺盛所致，汗液及蛋白质的皮屑与皮肤的温度构成了微生物（特别是厌氧菌）孳生、繁殖和腐败的适宜条件，加上汗液中的尿酸和乳酸等有机物分解，导致恶臭。

脚部的汗腺分泌受神经的控制，如果汗液分泌过于旺盛，可能是神经调节失常所致，需要到医院就医。对于一些极端严重的个案，医生会通过神经切除手术来治疗。大部分人不会出现这么严重的情况，只要自己在日常生活中稍加注意就可以了。比如：勤洗脚，最好用温水洗，洗完脚后脚趾间也要擦干；勤换鞋袜；选择透气性很好的鞋子，袜子要穿吸汗性强的纯棉袜。如果汗液比较多，可以在足部擦点爽身粉。

另一类脚臭是由于足部感染真菌引起的足部皮肤疾病，如足癣。足癣俗称脚气，也叫香港脚，是由于真菌侵入足部表皮而致。一般发生于两侧足底及脚趾之间。中医称本病为"脚湿气"，"臭田螺"。古典医著《医宗金鉴·外科心诀》对其症状有形象的描述："此证由胃经湿热下注而生，脚丫破烂，其患甚小，其痒搓之不能解，必搓至皮烂，津腥臭水溃疡时，其痒方止，次日仍痒，经年不愈，极其缠绵。"脚气虽然不是什么大病，但是痒起来很要命。如果不及时治疗，它还会从脚趾蔓延到脚面，甚至双腿。严重者脚部溃烂，无法正常穿鞋袜，甚至不能行走。

脚气也是一种传染性很强的疾病，患者周围的人一定要注意，不要共用一双拖鞋，洗脚盆也要分开。尤其在集体宿舍中，一定不要乱穿别人的拖鞋。

脚气的发生原因与身体的抵抗力有关，正常的皮肤是干燥的，不利于细菌的生存，中医认为此病是"湿热下注而生"。生活环境或者工作压力大，导致内分泌失调，阴阳失衡，机体免疫力下降，容易导致疾病入侵。南方人比北方人多患此病，可见此病与环境湿热有关。

民间有很多治疗脚气的偏方，由于没有经过科学的论证，这里就不列举了。有些偏方使用不当或者因为不符合自己的身体特点，可能会导致病情的恶化。脚气严重者除自己做好一些控制措施外，最好在医生的指导下治疗。

医学博士建议：

1. 要注意卫生，保持皮肤干燥，保持脚部清洁，每天清洗数次，勤换袜子。

2. 平时不宜穿运动鞋、旅游鞋等不透气的鞋子，以免造成脚汗过多，脚臭加剧。

3. 积极消除诱发因素，如脚汗、脚癣等。

4. 勿吃容易引发出汗的食品，如辣椒、生葱、生蒜等。

5. 情绪宜恬静，激昂容易诱发多汗，加重脚臭。

自治疗法：

1. 将脚放在50～60℃的热水中多烫几次，每次15分钟，每日1～2次。

2. 用重物将丝瓜络压平做成鞋垫，可除去脚汗引起的脚臭。

3. 葛根15克、研成细末，加白酒15克、再加适量水，煎后洗脚，每日1次，1周后，可除去脚汗引起的脚臭。

4. 洗脚时，在水中加入米醋10～15毫升，调匀后，将双脚浸泡15分钟左右，每日1次，连续3～5天，脚臭即可消失。

5. 洗脚时，在热水中加50克白矾，浸泡10分钟左右，可除脚臭。

让狐臭成为往事

炎炎夏日正是女孩争芳斗艳的好时节，谁不希望身着一席清凉的长裙，缓缓飘过，余香犹存，惹人注目呢？可这对于另一类人却是奢望，夏天是她们最恐惧的季节，这都是狐臭惹的祸。

狐臭也叫腋臭，在医学上叫臭汗症，多发于青春期男女，尤其是女性。腋臭是大汗腺分泌过多的皮肤疾病。此病与遗传因素有关。

人体内有两种汗腺，大汗腺和小汗腺。平时出的汗，主要来自小汗腺。这种汗本来是没有气味的，有气味是因为不讲卫生，不经常洗澡，汗毛孔里有细菌积存繁殖，分解蛋白，产生的酸臭味，只要常洗澡，味就没了。大汗腺，分布于腋窝、乳晕和外阴部位，分泌浆液性汗液，汗腺分泌的汗有臭味，腋臭就是大汗腺分泌旺盛所致。大汗腺的分泌受性激素的影响，所以青春期的女孩更为常见。

患有腋臭也不要过分烦恼，现代医学提供了多种防治措施，完全可以让所有被狐臭困扰的女孩重温女人香。

如果病情不是很严重，通过自我调理症状就会减轻。首先要注意日常卫生，这对于爱美的女孩子应该不是问题。尤其是在夏天，要多清洁腋下，保持腋下干净干燥。平时出门随身携带湿巾，在方便的时候擦拭一下出汗的腋窝。腋毛为细菌滋生提供了良好的环境，在夏天容易出汗的季节里，可以剃掉腋毛。止汗剂之类的外用药，长期使用会有一定的副作用，要慎用。

在饮食上，少吃辛辣或者刺激性的食品，它们会刺激汗腺，增加汗液分泌量。另外吃肉多的人体质会呈酸性，代谢过程中产生酸性物质过多，酸性物质通过汗腺挥发会产生异味。鱼类、洋葱、大蒜、茴香和咖喱，都会产生蛋白质和油脂的分解物，通过毛孔渗出体外，令体味加重。

当一个人处于紧张、窘迫状态时，鼻翼、腋窝、脐窝、腹股沟及生殖器周围等处的大汗腺及全身各处的小汗腺分泌活跃，促进臭味物质——短链脂肪酸分解，汗液就会臭不可当。

医学博士建议：

1. 止汗剂或体香剂。止汗剂又比体香剂的效果好，两者都具有协助减轻臭味的效果。

2. 保持身体清洁。每天洗澡保持腋下干净，接触的衣物也须每天清洗。

3. 剃掉腋毛。腋毛容易繁殖细菌，在夏天容易出汗的季节里，可以试著剃掉腋毛。

4. 少吃辛辣或是刺激性的饮食。如辣椒、大蒜、洋葱、咖啡、酒等，这些饮食会刺激汗腺增加分泌。

5. 手术治疗是消除狐臭最有效，最彻底的方法。

私密地带的腥、臊、臭

生殖器异味是众多男女生活中的难言之隐，它不仅影响正常的夫妻生活，还是健康路上的一块巨大的绊脚石。人体生殖器是个非常脆弱和敏感的地带，在正常情况下，它具有自净的功能，能够自己维护内部酸碱平衡。由于各种原因导致外部细菌入侵，这种平衡往往轻易就被打破。

生殖器异味主要是因为生殖器分泌物异味。女性生殖器分泌物总称为白带，正常女性的白带其形成与雌激素的作用有关。因此，当女性进入青春期后，由于卵巢的发育和雌激素的分泌，阴道便有白带排出。白带呈白色糊状或蛋清样，是一种无气味、无刺激性、呈微酸性的黏稠物质。白带有湿润阴道，排泄废物，杀灭、抑制病原菌的作用，正常的白带也是性爱的催化剂。

1. 根据颜色味道辨疾病

白带出现异味是病变的表现，通常有酸味、臭味、鱼腥味，可以结合白带的颜色、质地来判断是哪种疾病。

白带色黄或白，多数质地黏稠，有时也可质地稀薄，典型的白带呈豆腐渣样或乳凝块状，多为患霉菌性阴道炎，并伴有外阴搔痒。

滴虫性阴道炎的白带味臭，稀脓样，色黄，有泡沫，或如米泔水样。

如果白带无异味，但是颜色发黄，质粘如脓涕，多是宫颈糜烂的表现。

污浊、灰白色、有鱼腥味的白带，常由细菌性阴道炎或衣原体感染引起。

浅黄色水样白带，阵发性排出，量多，可能为输卵管癌，或者存在输卵管癌变的风险。

男性生殖器也同样会有分泌物流出，只是不像女性那样明显。

如果男性的分泌物过多，呈黄色或乳白色，质地浓稠，多为病菌感染所致。尿道炎、淋病、前列腺炎、龟头炎、生殖器疱疹等都会伴有分泌物异味。具体是哪种疾病，是何种病菌引起还要到医院进行分泌物的检查才能确诊。

另外，男性包皮过长，包茎也是导致生殖器异味的一个重要原因，包皮分泌的皮脂腺和油脂不能及时排出，很容易形成白色有臭味的包皮垢，如果不及时清洁，包皮垢长期炎性刺激可能引起包皮龟头炎、前列腺炎等生殖器疾病。

2．洗洗更健康

生殖器分泌物出现异味，很大程度上与个人卫生状况有关。生殖器被层层武装，已经喘不过气了，如果再不加以爱护，怎么会不出问题呢？

内裤是生殖器最为密切的伙伴，可以使生殖器减少受外界细菌感染的机会。但是如果内裤的材质不好，又不及时换洗，不但不会保护生殖器，还会成为它身边的杀手。内裤一定要保证每天换洗，清洁的时候用温水，然后放在阳光下暴晒。有人喜欢把内裤放在洗手间里阴干，这是很不正确的做法。

生殖器因为外露的原因，感染的机会较多，并由于自身也分泌一些酸性物质，使得生殖器的生存环境不太好。这就需要经常对外阴进行清洗，用温水就可以了，建议不要使用洗液，因为有些洗液会破坏阴道内的酸碱环境，女性尤其要注意，最好不要洗太深，这样反而会破坏阴道的免疫系统，加大感染的机会。只要用温水将外阴清洗干净就可以了。

性生活不洁是诱发生殖器疾病的主要原因。性生活之前双方都要清洗阴部，事毕也要认真清洗。很多生殖器疾病尤其是性病是可以交叉传染的，如果其中一方性生活不检点，性伴侣更换频繁，会对另一方造成疾病威胁。一夜情不仅是对感情不负责，也是对健康不负责。在性生活中采取防护措施，对保护生殖器健康是非常有必要的。

第五章

触——肌肤中透露的健康秘密

中医讲求望、闻、问、切四诊法。观其气色，听其声息，问其病情，切其肌肤脉象。事实上"触"也是切诊中必不可少的一个步骤，有的人手脚冰冷，有的人身体虚热，有的人皮肤干燥，这些都是体内某些病变的外在表现。比如我们观察一个人是否发烧，最常见也是最简单的方法就是摸一下他的额头，看看他的体温是否偏高。许多疾病都可以通过"触"来感知。

提防假胖子

有些人看起来很胖，其实那不是真胖，而是假胖，也就是我们平常说的虚胖。这通常是患有水肿的表现。如果短期内体重明显增加，尿量减少，可能就是患有水肿。鉴别的方法很简单，用手指按压小腿胫部下面有骨头的地方，大约30秒钟，如果有明显印痕，且不能很快恢复即为水肿。水肿通常出现在某一部位，脸、眼皮、脚最为常见。身体某一部分水肿，只表示局部病变。严重的全身性水肿只有在病重患者身上才能出现，如果你偶尔出现轻微的全身浮肿，多为肾功能不全，要及时采取措施。

水肿是皮下液体积聚过多引起的，这些液体都是从血管中渗透出来的，因此，只要弄明白为什么这样的液体会从血管中渗漏，也就明白了水肿的发病机理。

血液内的蛋白质是储存水分的物质，当它们减少时，能存留的水分也就少了，多余的水分就逸出血管。例如，肾病变时，由于大量的蛋白从尿中丧失，血内蛋白减少而发生浮肿。

当心脏出现病变，心脏的动力不足，不能把经过静脉返回心脏的血液压送到全身，就导致上游的血液积存。右心泵作用减弱时，会使全身静脉内压升高，使血管内部分液体就逸出血管，跟蒸饭时锅内压力升高，会将锅盖顶起来是一个道理。心脏病的浮肿，一般根据重力出现于身体的下方，也就是说，站立时浮肿是从腿部开始出现的。

肝原性水肿是肝脏发生病变所致，常见于肝硬化，此时静脉的血压升高，肝脏合成蛋白的功能下降，血液中蛋白减少，导致水分外渗，形成浮肿，常见于腿脚浮肿。

1. 如何鉴别三类水肿

肾源性、心源性、肝源性水肿是三种最常见、也是最为严重的脏器病变所产生的水肿。鉴别患者属于哪一种水肿要从水肿的部位、伴随症状和发展速度三个方面综合考虑。

肾源性水肿：从上到下蔓延全身，从眼睑开始，到面部，一直往下，然后全身。这类水肿摸起来软绵绵的，发展速度很快，并伴有高血压、头昏、乏力、食欲不振、精神差以及失眠健忘等病症。

心源性水肿：是从下到上进行的，先从足部开始，渐渐漫至全身，活动速度很慢，摸起来较硬，并伴有呼吸困难、腹水、乏力、食欲减退、体重减轻、脉搏快速细弱等症状。出现这种情况时，可能患有心包炎和充血性心力衰竭。

肝源性水肿：如果发现皮肤干枯粗糙、面色灰暗或黝黑，食欲下降并出现腹部积水，可能是肝硬化。

2. 其他局部浮肿

有些人早上起床后眼皮和面部会出现浮肿，这可能是因为睡前喝水过多所致，不必太惊慌，排尿后症状就会减轻。如果这种情况经常出现，并且在白天活动后也没有消退，就要去医院检查，确诊一下是否是病理性浮肿。

很多女性在怀孕时出现脚面浮肿，一般到六个月之后出现这种现象。此时，孕妇肚子里的孩子渐渐长大，导致下肢重力加大，下肢毛细血管压力升高，滤过率增加，加上静脉压力升高，影响组织液回流，尤其站立或走路时间过长，可使水肿加重。另外，女性怀孕期间，雌激素分泌旺盛，使肾小管对钠的吸收增加，使体内水钠潴留，也会引起水肿。怀孕期间，其实是一份饭两个人吃，所以如果母体摄入的蛋白质不足，也会造成浮肿。

女性在月经期间出现局部浮肿是雌激素分泌旺盛，内分泌失调所致，经期过后，症状消退。

还有一类是营养不良造成的水肿，主要是因为维生素B$_1$摄入不足引起。

上面讲到的这些浮肿情况多是在特殊情况下出现的生理性浮肿，发生频率低，时间短，不会对健康构成威胁。当身体出现这种情况时不必惊惶失措，根据自身的情况，适当调理，浮肿会慢慢消退。

医学博士建议：妊娠水肿注意事项：

妊娠水肿如果经常用利尿药治疗，很容易影响胎儿神经系统的发育。因此，最好的办法是通过休息，配合饮食疗法来达到消除水肿的目的。

1. 进食足够量的蛋白质。每天一定要保证摄入畜、禽、肉、鱼、虾、蛋、奶等动物类食物及豆类食物。这类食物含有丰富的优质蛋白质。贫血的孕妇每周还要注意进食2至3次动物肝脏以补充铁。

2. 进食足量的蔬菜水果。蔬菜和水果中含有人体必需的多种维生素和微量元素，它们可以提高肌体抵抗力，加强新陈代谢，还具有解毒利尿等作用。孕妇每天不应忘记进食蔬菜和水果。

3. 不要吃过咸的食物。水肿时要吃清淡的食物，不要吃过咸的食物，尤其是咸菜，以防止水肿加重。

4．控制水分的摄入。水肿较严重的孕妇应适当控制水分的摄入。

5．少吃或不吃难消化和易胀气的食物（如油炸的糯米糕、白薯、洋葱、土豆等），以免引起腹胀，使血液回流不畅，加重水肿。

但若水肿经休息后仍不消失，以后逐渐延至大腿、外阴以至下腹部，严重时也可波及上肢和脸部，并伴有尿量减少、体重明显增加等症状。并有血压升高，检查小便有蛋白，则应警惕并发妊娠高血压综合症，要及时诊断治疗。

器官干燥有隐忧

1．肌肤要喝水

很多人经受过这样的苦恼，擦了一层润肤水，再擦一层保湿精华素，可是皮肤还是像枯叶般干燥粗糙？是什么夺去了皮肤的水分呢？现在我们来看看问题的答案。

如果皮肤出现了下列现象：洗完脸后感到面部皮肤紧绷，用手掌摸摸也没有湿润感；身上皮肤经常干巴巴的，小腿有时候会脱皮；洗完澡后皮肤发痒，尤其是四肢和后背。这是皮肤在告诉我们它口"渴"了。有些人面部皮肤干燥严重到一定程度，面部会出现红斑，并伴随口、鼻四周皮肤脱落现象，十分刺痒难受，这就发展为皮肤病了，医学上称为"干性脂溢性皮炎"。

许多女性可能都会有这样的疑惑，为什么年轻人什么都不涂，皮肤也湿湿润润的，现在用一些高级护肤品，皮肤反而不如从前了呢？其实，这正是多数女性皮肤粗糙的常见原因。随着年龄的增大，体内的雌激素水平降低，皮脂分泌量减少，皮肤不能存留充足的水分，所以年龄越大皮肤越干。过度的依赖护肤品，也会破坏皮肤组织，在没了那层"化学保湿因子"的保护下，皮肤自然会显得干燥。

气候的变化，尤其是秋冬季节，空气中的湿度降低，皮肤呼吸到的水份减少，蒸发掉的水分增多，也会导致皮肤干燥。在这个季节尤其要注意保湿，多喝水。

我们知道皮肤要依靠气血濡养的。睡眠不足等原因引起血液循环不畅，肌肤就会失去活力而变得干燥无华。

另外还有一类疾病因素引起的干燥值得我们重视。伴有热症的疾病多会损耗体内津液，在中医中称为阴虚。例如贫血就是肝肾阴虚所导致的疾病，患者有皮肤干燥的症状。

2．口干舌燥为哪般

中医认为口干多由肝肾阴虚、津不上承引起，或由热盛津伤、煎灼津液所致。总以为区区口干无碍大局，多喝水就能迎刃而解。其实，口干是多种西医疾病的信号。例如下面三个。

口腔疾患：有上下牙对合不好、鼻中隔偏歪、下鼻甲肥大、鼻息肉的人，经常张口呼吸，口腔内气体呼进呼出，带走较多水分，致使口干。

慢性肺病：肺气肿、慢性支气管炎等，特别是一些老年人，肺功能一般较差，机体缺氧严重，因而常张嘴代偿性呼吸，一旦肺功能有所改善，口干症状便可缓解。

维生素B_2缺乏：机体缺乏维生素B_2时，也会引起口干，同时还会有口角溃疡、咽干、舌体溃疡等症状。

3. 唇干不要用舌添

嘴唇干燥的原因很多，最普遍的一种是由嘴角开始，这是缺少维生素的现象，应多吃各类食物，不要偏食，尤其是多吃水果青菜。另一种嘴唇干燥是缺少水分，或是说话太多而口干。此时会有一些废皮堆在嘴角及嘴唇合并的地方，一旦出现这种情况，应及时饮水，把嘴唇洗干净。嘴唇干燥并不严重时，会有唇皮翘起来，此时，千万不要用手或钳去撕，这样容易撕裂嘴唇，导致疼痛和流血。可用小剪细心地对着镜子剪掉唇上翘起的皮。有的嘴唇开裂，发红流血，这也许是营养缺乏，也可能与天气干燥有关。最好经常地涂无色护唇膏、护唇油。有人用甘油搽唇，以为这样就可以滋润唇部，其实是错误做法，因搽甘油反而会使唇部更干，故不宜使用。

很多人有这样的习惯，嘴唇干了用舌头舔。其实这是很不好的习惯，不但不能改善嘴唇的干燥状况，反而越添越干。唾液中含有粘液蛋白、唾液淀粉酶和无机盐等物质，舔唇时如同给嘴唇抹上一层浆糊，风一吹，水分蒸发，形成干膜而皱缩，干燥感觉更厉害，甚至造成嘴唇肿胀、破裂流血。嘴唇越舔越干。正确的方法是用护肤脂或植物油搽嘴唇，多喝水，适当补充维生素A。

"冷美人"背后的健康故事

古人用冰肌玉肤来形容女人的美，现在我们用它来形容一种女人容易患的病症：体寒。据调查，现如今一半以上的女性患有体寒症，尤其是办公室里的美女们更容易患此症。如果经常手脚冰凉，畏寒怕冷，很可能就是得体寒症了。

体寒是日常通俗的说法，按照中医阴阳平衡的理论，体寒就是阴盛阳衰，就像天空没有太阳，人间就没有温暖一样，身体内天天阴天，自然就感到寒冷。中医的体寒有两种情况：一种是先天体质就是寒性体质，称为阴脏体质；另外一种是本身是中性体质或者偏热性体质，由于生活习惯和饮食习惯的问题，损伤了自身的阳气，造成寒自内生，出现怕冷、抵抗力低下、腹痛、腹泻、容易感冒等症状，许多人属于第二种情况，经过调理可以重见阳光。

1．体内为何阴雨连绵

夏季更容易体寒。因为夏季气温炎热，人们习惯于躲在空调房子里，已经习惯了空调带来的舒适，家里、车中、办公室内，无处不见空调。长期在低温的环境内，身体的排汗量减少，血液循环降低，血冷则体寒。

炎热的季节为了图一时之痛快，冷饮一瓶接一瓶，雪糕一根接一根，身体机能不上冻才怪呢。这些冰冷的食物，会破坏人体体温的平衡。肠胃消化物的温度一般得达到37℃才符合身体需要，所以，刚从冰箱中拿出来的饮食不要立即入口，在室温下稍放置一会儿再食用比较好。因为饮食生冷食物时，胃肠为了保持温度而使热量集中，手脚等肢体末端就会产生体寒症状。

现代女性常被灌输"要美丽就要多喝水"的观念，虽然水可以促进血液循环，但是过量的水尤其是冷水反而吸走身体热量，它可能就是体温下降的元凶。

过量饮食、运动量减少也是女性体寒的原因。女孩子一般喜欢吃零食，吃着吃着就多了，殊不知把身体也吃冷了。如果进食过多胃肠活动就会减慢，而血液的大半会在胃肠中滞留。腹部的集中温热就会导致手脚的寒冷。所以进食的时候达到八成饱为佳。

2．体寒易导致各类疾病

中医有种说法："女子之病来自寒。"或许有人还记得母亲的叮嘱：女孩子，千万不要着凉。老人家的话还是要听的。

体寒的女性最容易患妇科疾病。当身体变冷的时候，在交感神经的作用下血管收缩，从而使血循环受到阻碍，最容易受到影响的是子宫和卵巢周围，这时月经不调和盆腔充血等症状就会出现。

人体正常体温是36.5℃左右，经常吹空调、吃生冷食品，容易造成自身体温下降。研究表明，人体体温每下降1℃，免疫力会下降37%左右，基础代谢也会下降12%左右，各种疾病也就随之而来。

出汗是人体正常的新陈代谢，是人体排出毒素和废物的重要途径。经常吹空调、吃冷饮，就不容易出汗，体内的毒素排不出来，就容易使皮肤干燥、长小疖子。毒素的聚积对身体其他器官也有不良影响。夏季很多人烦躁、爱发脾气，与体内毒素不能顺利排泄有很大关系。

同时，中医认为"腐熟水谷"，也就是说在适宜的温度下，食物才容易被消化。过量食用生冷食品，胃里的温度低，食物就不容易被消化，营养吸收差，体质和各脏腑的功能就会受到影响。

体寒是通过体内的气、血、水对身体产生影响。血异常导致寒凝血淤、气血不活，出现不孕、痛经、闭经、月经不调。体内异常出"水"，从而引起头疼、晕眩、浮肿和便秘。同时还可能引起而不安、浮躁、失眠等症状，很可能是由寒气不顺而引起的。而当一个人体寒的症状变得越来越严重的时候，病情朝心病方向发展的可能性也就会变得很高。

3. 三招打造往日温情

体寒是由于体质和生活习惯的交错而引起的症状。彻底治疗体寒需要较长的一段时间。对于阴脏体质的人，由于是先天禀赋，很难通过药物来改变，但在严寒的冬季，可以通过温补脾肾的药物起到辅助治疗的作用，在夏天切忌吹空调、吃冷饮。生活习惯引起的体寒，改变要先从生活习惯入手。

许多寒气是吃去的，那么就可以把它再吃出来。许多南方的食物有寒凉的特性，例如香蕉、咖啡、凉茶、苦瓜等，要尽量少吃，可选食北方的坚果。羊肉、生姜等都是温热性质的食物，不妨吃些，但要适量，以免上火。

用盐温热身体。盐分摄取过多虽然不好，但根据中医的观点盐分有着温热身体的作用，所以适当地摄取有调整血液循环的效果。矿物质丰富的天然盐是首先。

肌肉制造热量。身体中的热量大半是由"肌肉"产生的。特别是通过下半身肌肉的使用，能够使慢流的血液加速流回心脏，具有促进全身血液循环的效果。加强锻炼对于寒性体质的女性来说很重要。

是什么点燃了身体的火

1. 中医辨证

现代都市人群在生活上以及饮食结构方面都发生了很大变化，工作压力加大，熬夜已经成为家常便饭，睡觉成了很奢侈的事情。日出而作，日落而息的古老生活方式早已被抛进历史的洪流。加之社会生活的丰富，现代生活中有太多的原料可以点燃身体的烈火，如熬夜、嗜酒、缺乏锻炼等不良生活习惯都是直接导致体火内燃的原因。古人说："烦劳多欲之人，阴精久耗，入春则里气大泄，木火内燃。"长期熬夜，阴精得不到濡养，饮食又以酒肉辛辣等刺激性大的食物为主，等于助火内燃。虚热之火在中青年人群中悄悄蔓延，也就不足为怪了。

根据中医阴阳平衡的理论，健康的人体应该是阴阳平衡的。阴盛阳衰则为阳虚，阳盛阴衰，即为阴虚。体热就是阴虚的表现。阴虚证是指体内津液精血等阴液亏少而无以制阳，身体缺乏滋润濡养所表现的虚热证候。五脏都可能出现阴虚的症状，即心阴虚、肺阴虚、肝阴虚、肾阴虚、脾阴虚和胃阴虚证。患有阴虚证的人通常形体消瘦，常常感觉口干舌燥，面色潮红，睡觉时盗汗，大便困难，脾气也比较火爆。

造成阴虚内热的原因有很多，有些人是先天不良，生下来就是热性体质。患有慢性病的人长期疾病消耗，体内津液亏耗，容易出现内热症。肾是全身吸纳精气的脏器，纵欲过度，是肾阴虚的主要原因。辛辣的食物，对于体热，无疑起到火上浇油的作用，喜欢吃辣的人要提防肺阴虚。另外，心思细腻的人比大大咧咧的人更容易上火，所谓忧思伤心，这是心阴虚的表现。那些脾气火爆，不能很好控制自己情绪的人，仿佛一颗不定时炸弹，一点就爆炸，怒则伤肝，这样的人属于肝阴虚体热类型。而对于那些孜孜不倦，为事业鞠躬尽瘁的人来说，疲劳是造成脾虚，内火旺盛的主要原因。

　　医学博士建议：中医"灭火"之道

　　因为内火常常是某些疾病的征兆，和疾病本身一样也分类型，不同类型的内火要用不同的药物、食物来"灭"。下面简单介绍针对不同内火的"灭"火方法。

　　心火：用莲子、大米适量共煮常服，或平时将黄连片含在口中并慢嚼，将药液咽下，均有清心火之功效。生地、麦冬、五味子各适量泡茶饮服也不妨一试。

　　实火：治疗常用"导赤散""牛黄清心丸"。

　　肺火：可用百合30克、红枣10枚、大米适量共煮粥服，或用沙参10克、麦冬10克、胖大海一枚泡茶饮服。

　　胃火、实火：宜以知母、黄芩、淡竹叶、石斛、天花粉等适量泡茶饮服，或者水煎服。

　　虚火：除了适量吃些蜂蜜、梨汁、甘蔗汁等滋养胃阴食物外，还可用中药养阴益胃药方：太子参、淮山药、鸡内金、石斛、麦冬、沙参、藕节、甘草等水煎服。

　　肝火：可用清肝泄火的龙胆泻肝汤等方。

　　肾火：平时可以用枸杞子、地骨皮泡茶饮，另外加服中成药六味地黄丸、知柏地黄丸等。

有"内火"者，还应多饮水，以清热降火；多吃瓜果，以辅助营养抗炎消暑；保持心情舒畅，不急不躁，以达到"心静自然凉"的效果，防止内火自生。

2．西医看病

人的机体有适应环境温度的变化和保持体温相对稳定的功能。正常人的体温调节是由大脑皮质和丘脑下部体温调节中枢所管理，并通过神经、体液因素调节产热和散热，保持产热和散热这对矛盾的动态平衡，所以正常人体有相对恒定的体温。体温调节中枢类似于恒温器，正常时体温值稳定在37℃水平(调定点)，若实际体温高于或低于此值，中枢会加强散热或产热活动来保持体温正常。发热的根本原因在于致热原以某种方式使调定点上移。如调定点由37℃升高时，体内出现产热。

发热是临床上常见症状之一，也是很多疾病的表现，约有200多种疾病可出现发热症状。引起发热的病因很多，可大致分为感染性和非感染性两种，短暂的突然发热多是感染性发热。感染性发热是由于感染了细菌、病毒、真菌、寄生虫等引起。有些热不是感染引起的，例如植物神经功能紊乱，导致负责调节温度的恒温器失灵；内分泌和代谢障碍，产热多或散热少也会引起发热，例如甲状腺功能亢进者多伴有发热的症状；血液病、恶性肿瘤、内出血等都可导致发热。

一定限度内的发热是人体抵抗疾病的生理性防御反应。此时白细胞生成增多，肝脏的解毒功能增强，物质代谢速度加快，有利于人体战胜疾病。但发热过高或过久会使人体各个系统和器官的功能以及代谢发生严重障碍。小儿体温超过41℃时，脑细胞就可能遭受损伤，甚至出现抽搐，并逐步丧失调节体温的能力。发热时人体营养物质的消耗增加，加上食物的消化吸收困难，长期下去可引起人体消瘦，蛋白质及维生素缺乏，以及一系列的继发性病变。所以过高过久的发热是对人体不利的。因此遇到高热病人应及时采用退热措施，并立即请医生诊断、治疗。

如果自己或者家中亲人出现发热现象，就医之前要采取适当的措施降温解热。如果体温低于38℃，可先不必吃药，要多饮水，注意休息，进一步观察病情。如果体温超过38℃，引起明显头痛或全身不适，可使用退热药物，也可用温毛巾行头部冷敷，一般于前额或颈旁、腹股沟、腋下等处，每隔5分钟左右更换一次。另外，可以采用75%酒精或温水擦拭四肢、胸、背及颈等处，依靠酒精的挥发作用降温。

从脸色好坏看气血是否顺畅

1. 经络和气血

从中医的角度讲，人体被分为五脏六腑，每个脏腑都有它特定的功能，或帮助身体摄取营养，或把营养化生为气血，或主宰人的精神，或管理人的情绪，当然也可以帮助美白肌肤喽，不过这要依赖于脏腑之间的功能协调来实现。脏腑之间通过经络来联系，经是主干，络是分支，组合在一起就形成了一个复杂而庞大的网络，气血运行其中，气无形，是动力，血有形，是营养，二者相互依存，共同传递着脏腑信息，使脏腑功能状态协调有效。

皮部是经络的最外围部分，也就是我们平常说的皮肤，它是脏腑气血最后濡润到的部位，而气血会帮助皮肤将代谢后产生的废物排出体外，所以脏腑功能的协调和气血的顺畅决定了脸色的好坏。我们要美白，当然首先要解决脸色问题，这是美白和一切妆容的底色，让脸看上去不那么晦暗，而是有着一层均匀、红润的底色。在气色好的基础上追求美白，这才是健康的美白。

2．按摩帮你去"斑"

想让自己肌肤胜雪，按摩也许能帮忙。按摩美白的好处多多，自然方便、内在根本，而且按摩本身也是一次令肌肤放松的过程。但由于按摩花时较久，亦要较长时间才见效，需要循序渐进，不能急于求成。

中医按摩祛斑，主要根据面部斑点的形成原因，利用专业的推拿手法来疏通人体的经络。斑点形成的重要原因，是由于气血运行不畅，瘀阻于经络皮部，日久便浮于面部形成斑点，严重影响面部的美观，也是人体整体脏腑气血状态不良的反映。中医按摩对人体的特定部位给予一定的刺激，起到对经络的良性调节作用，或通过经络的转输调整阴阳气血和脏腑功能，循序渐进改善五脏六腑"气滞血瘀"的状态，使皮肤能畅快呼吸，从根本上得到解决各种由身体内质引起的斑点问题。从而达到防斑祛斑的目的。

这里介绍的美白穴位按摩适合于沐浴后使用植物配方的按摩霜进行按摩，效果更佳。

躯体按摩美白法

这种按摩法需要他人帮助进行。

第一步：沿脊背正中自上而下推擦5遍，再以脊柱为中线，用手掌分别向左右两旁推擦10遍以上。

第二步：在脊柱旁开两指宽处，自上而下点按五遍。

第三步：用手掌擦面20遍。

人体背部正中为督脉所行，督脉是阳经之海，巡行脊背，贯通上下。脊柱与内脏有着复杂的联系，通过脊背部的推拿按摩，恢复脊柱的动态平衡，使被破坏和阻断的联系再畅通起来。另外人体的各个脏腑在脊柱部位都有特定的反应点，通过手法刺激脊神经，可以改善紊乱的信息通道，使脏腑功能得以恢复。而脊柱旁开两指为人体膀胱经所行，膀胱经为五脏之俞所居，用五指点揉在膀胱经上能够有效的平衡五脏六腑的功能，达到"阴平阳秘"的目的。

足底按摩美白法

第一步：按摩胃、输尿管、膀胱等反射区，以增加新陈代谢及代谢产物的排泄。

第二步：按摩肾上腺、甲状腺、甲状旁腺、垂体、生殖腺、淋巴腺等反射区，调节内分泌及激素的平衡。

第三步：按摩胃肠、肝胆、脾等消化腺反射区，以健脾化痰，促进黄褐斑的消散。

医学博士建议：

1. 卵巢和子宫疾病，结核肿瘤等慢性病也会引起色素沉着，首先要排除患病的可能，以免延误医治。

2. 注意防晒，减少引发色斑的原因。

3. 怀孕后出现的色斑，应多吃些蔬菜和水果，或产前、产后口服维生素C每日1克，有抑制色素合成的作用。

4. 保持愉快心情，乐观向上，注意疏解不良情绪。

按摩减轻黑眼圈法

不要黑眼圈。想要美白的面部肌肤，怎么可以让两个黑眼圈煞了风景！要知道，面部各个部位的皮下脂肪组织厚度不一，在下眼皮处只有薄薄的一层。因此，如果人的皮肤细腻、透明，血管（主要是静脉）的阴影就会透过皮肤，呈现黑眼圈。而在我们劳累过度、睡眠不足时，黑眼圈就会不断扩大，颜色变得更深。

可以用按摩来祛除黑眼圈：

第一步：点按眼周穴位，如眉毛内侧端的赞竹穴、眉毛中间的鱼腰穴、眉毛外侧末端的丝竹空穴、内眼角的睛明穴、瞳孔直下的四白穴以及眼眶外侧的太阳穴，每穴一分钟，以出现酸胀感为好。这样可以有效地促进眼部血液循环，激发细胞活力，防治黑眼圈，让眼睛明亮有神采。

第二步：用手掌擦面20遍。

医学博士建议：

1. 适当的休息是至关重要的，尤其不能熬夜。

2. 要加强营养，多吃蔬菜水果。

饮食美白法

如同服中药时需要清淡饮食的配合，中医美容也要注意膳食搭配，才能有更好的效果。

豌豆：具有"去黑黯、令面部光泽"的功效。现代研究进一步发现，豌豆含有丰富的维生素A原，可在人体内转化为维生素A，起到润泽皮肤的作用。

白萝卜："利五脏、令人白净肌肤。"白萝卜之所以具有这种功能，是由于其含有丰富的维生素E，能抑制黑色素合成，阻止脂肪氧化，防止脂褐质沉积。因此，常吃白萝卜可使皮肤白净细腻。

胡萝卜：被誉为"皮肤食品"，能润泽肌肤。另外，胡萝卜含有丰富的果胶物质，可与汞结合，使人体里的有害成分得以排除，肌肤看起来更加细腻红润。

芦笋：富含硒，能抗衰老和防治各种与脂肪过度氧化有关的疾病，使皮肤白嫩。

甘薯：含大量植物蛋白，维生素C也很丰富，葫萝卜素含量接近于胡萝卜。常吃甘薯能降胆固醇，减少皮下脂肪，补虚乏，益气力，健脾胃，益肾阳，从而有助于护肤美容。

第六章
觉——眼耳鼻舌身全在说话

　　五官是人体与外界接触，感知这个丰富多彩的世界的重要器官，它与人体的五脏息息相关，唇齿相依，如果五官出现问题，五脏的功能也会受到影响，也就直接威胁着人体的健康，五官气色的好坏透露出人体健康的蛛丝马迹，只要善于在每天早晨照镜子的时候，细心观察五官气色，关注五官健康，五脏六腑的健康就能大致掌握！

谁动了我们的眼睛

我们能够看见自己的样子，知道树叶是绿的，知道白天亮晚上黑，都是视觉的功劳。至少有80％以上的外界信息经视觉获得，视觉是人最重要的感觉之一。

然而，由于种种原因，我们的视觉经受着各种疾病的考验。视觉的异常，往往是某些眼病或全身性疾病的早期表现，或者是服药后某些药物中毒的早期信号。对此应高度警惕，以免延误病情。

1．戴着有色眼镜的眼睛

正常的视觉可以区别不同的颜色，但当人体患有某些疾病时，就可能辨色失误，就像戴着有色眼镜一样，看到的东西发生了颜色改变。

夜晚的时候，抬头看看灯，是否感觉灯的周围有彩虹在晃动?如果是，就应当警惕是否患有青光眼。另外，白内障初期或眼部有炎症致使眼角膜表面附着有分泌物时，也都可能出现这种现象，但这都是暂时的，随着症状消失，这种现象也随之消失。

如果在看东西时感觉物体有紫烟冒出，若要不是瘾君子，就有可能患有视网膜脉络膜炎。

癫痫发作的早期症状是绿视，此时应尽量让患者静卧。此外，乙胺碘呋酮等药物，也可使使用者出现绿视，停药后症状消失。

某些药物直接作用于色觉的视锥细胞即可产生黄视，例如，洋地黄中毒，双氢克尿塞以及抗结核药乙胺丁醇等。中毒症状治愈，黄视也会消失。

还有一种蓝视现象，看东西时像遮了一块蓝布，常见于白内障手术后的最初几天，患者看外界物体为碧蓝色，通常在1～2周消失。由于晶状体能吸收短波光，当晶状体摘除后，短波光线直接射到视网膜上。患者对于这种术后的生理改变不必介意，无需治疗。此外，食入蘑菇、仙人球中毒或使用某些药物，也可出现蓝视。

2．眼里的双重世界——复视

我们在武侠剧中会看到这样的画面，武艺高强的侠客，发功时往往出现两个身形，呈波状向外散射，剧情是虚构的，但现实中确有一类视觉异常的人，看什么东西都呈双影，也就是我们平常说的重影。这是因为两眼运动不能协调一致，物像不能投射于双眼底的"对应点"上，以致视物成双。

凡累及眼外肌或其支配神经时，都可能产生复视，如眼外肌麻痹、眼神经系统疾病、眼眶外伤、眼肌手术等情况。有一种情况尤应引起重视，就是当复视起初是由一定方位出现，后又发展到任何方位都能出现，最后两侧眼球的位置已明显不对称时，复视却有减轻，甚至消失，这往往是脑肿瘤的信号。小儿嗜铬细胞瘤表现在眼部的症状就是出现复视。

3．当心各种视力异常

视力也就是我们能分辨清楚目标的能力。视力异常主要有视力突然下降、突然"好转"、视力障碍、幻视以及其他情况的异常现象。

　　这里所说的视力下降，其主要目的是提醒大家注意某些疾病的发生，例如中老年人视力突然下降，要警惕是否患了糖尿病、白内障、脑肿瘤、重症沙眼、沙眼急性期或沙眼后遗症及并发症。表现为眼干涩、发痒、眼摩擦和异物感，形成沙眼性角膜血管翳。严重的血管翳像一层肉膜状，遮盖瞳孔区影响视力。因此，单纯的视力下降也应得到重视，尽早的查找病因，及时治疗。另外，当视力下降时也应考虑到是否患了视乳头炎或球后视神经炎，并应到医院眼科去检查一下眼底。夜间视力减退，俗称夜盲，由维生素A缺乏所致。

　　所谓视力"好转"，一般指视力下降后又出现视力恢复，甚至正常，不戴老花镜也可以看到近处细小的东西。出现这种情况，病人会以为病情好转，并为此而感到高兴。但是，在此须指出，这对老年性白内障患者并非是一个好兆头，这是白内障从初发期进入膨胀期的表现，容易并发青光眼，所以有这种"好转"现象必须引起重视，应及时请医生做检查，对症治疗。

　　弱视指远视力和近视力都不好，妇女患有子宫疾患，例如子宫出血时，可呈失血性视力障碍及弱视。患有精神病的人常伴有严重的视力障碍，因为这种病人若要把他们所看到的东西在大脑中组成图象或信息是很困难的，他们往往不能分辨出周围事物的存在和差别，表现目光呆滞，对周围事物视而不见，所以对成人来说，弱视往往是精神病的早期信号。

　　视物变形，即所看的东西比原物或大或小，或扭曲变形，好发于成年男性，多见于中心性浆液性视网膜脉胳膜病变。有单眼发病，也有双眼同时发病，能自愈，但易复发，可留有后遗症。

　　眼睛时常出现疲劳，感觉眼内发胀、发酸、灼热或伴有头痛、头晕以及影响注意力集中时，应当警惕是否患了近视，此病多见于青少年。眼睛疲劳也叫视力疲劳，长时间地做近距离工作，使眼睛的调节过度紧张，睫状肌呈持续收缩状态。如果能够让眼睛充分得休息一下，看看远处，看看绿色植物，视力可以得到恢复，如果不能复原，最后失去了调节的灵活性，甚至向远处看也看不清楚时，医学上称为"假性近视"，此时应及早矫正治疗，避免发生近视。

斜视，发生在儿童期为多，随着年龄的增长，大部分可自然恢复正常。先天性脑积水的眼部症状有严重的视力障碍，重症双目失明，眼睛运动出现眼球受压，向下旋，眼球向外。向下移位，出现内斜视。成人眼球发生不自主的外斜或内斜应注意以下几种病：外斜可见于癌症和一氧化碳中毒，单眼外斜可见于糖尿病；出现内斜且见双眼，多为脑溢血发生的前兆。此外，维生素B$_1$缺乏也会引起斜视。

幻视，对病人可有一种真实感，并可影响其情绪和行为。当正常人在极度疲劳、极度恐惧或长期处于孤独境地时，容易产生幻视。司机应当注意休息好，以免出现幻视造成不良后果。另外，精神病患者可出现幻视。

视物发花俗称"老花眼"，当血压升高到一定程度时也易出现这种症状。

眼前发黑是一时性视力低下，多由于大脑后动脉栓塞引起，应当及时到医院就诊。维生素A的缺乏可引起夜盲症。

如果眼前出现"飞蚊"症状，一闪一闪如蚊虫飞过，常见于玻璃体混浊、眼底出血及其他视网膜疾病。高度近视时，眼前也会出现飞蚊症。

医学博士建议：别让眼睛过度疲劳

随着生活节奏的加快和增强，人们用眼的时间和强度也比以前增加了。那么如何在日常工作、生活中科学地保护自己的眼睛呢，我们不妨在这些细节上下下功夫。

1. 注意光线，太暗的灯光使眼睛容易疲劳，所以不要在光线太强或太弱的地方工作学习，使用能提供明暗对比的柔和灯光较佳。如果工作环境只能如此，建议工作一段时间后，对眼睛进行适度的活动，比如轻柔一下眼眶和眼角，活动一下头。

2. 每两至三个小时连续使用计算机，应将眼睛移开计算机十至十五分钟，望一下远处的高山或者别的色彩润眼的景物，让眼睛休息。

3. 最好把计算机屏幕的亮度调低，光线太亮，对眼睛的刺激更大，会加速眼疲劳。

4. 闭眼休息。许多时候工作多任务重，需要立刻把工作做完，可眼睛已经开始罢工了，怎么办？这是眼疲劳的征兆，不如稍息片刻。俗话说：磨刀不误砍柴工。

5. 工作过程中，如果觉得眼睛疼痛，看东西模糊，可以将双手搓热，轻轻敷眼，深缓地呼吸几次，可以加速眼部的血液循环，有助于消除眼疲劳。

6. 每天有意识地眨眼三百下，可以把眼睛里的细小灰尘清理出来，也有助于消除疲劳，恢复眼睛的活力。

7. 下班回家以后，如果仍然觉得眼睛酸涩，流眼泪，可以将毛巾浸入茶里，用来敷眼十至十五分钟，可消除眼睛疲劳。

来自耳朵的呼救

听觉，是耳朵对外界声音刺激的反应。听觉，给了我们一个美好的有声的世界。有了它，我们才可以欣赏悠扬的音乐，聆听鸟儿的欢鸣，体会妈妈絮絮叨叨里的温暖，才可以与他人正常的交流。听觉的重要性仅次于视觉，当听觉出现异常时，我们一定不能等闲视之。

1. 耳鸣，最初的预警

耳鸣是听觉乃至全身性疾病出现时的最早信号。耳鸣时，有类似震动的轰鸣声，持续不断，不绝于耳。此时，需要警惕以下疾病：

耳部疾患

耳朵本身的病变可导致耳鸣。如果是外耳出现疾患，例如外耳道被异物阻塞，耳膜大量充血、内陷、穿孔、中耳腔积液或感染、耳硬化症等，则多是一侧耳鸣，音调稍低。当出现内耳震荡、水肿、听神经瘤等则会刺激内耳产生耳鸣，此时双耳都有轰鸣声，音调高，时有时无。

颈部疾患

颈部肿瘤或颈部疾患如颈椎病等压迫颈动脉时，也可能引起同侧耳蜗供血不足而导致耳鸣。其耳鸣的特点是持续性、低音调，同时伴随体位变化而导致耳鸣程度产生变化。

全身病变

肾脏病、肝胆病、糖尿病、结核病、慢性气管炎、高血压病、冠心病等常见的疾病，它们会使全身功能出现紊乱，导致耳鸣。全身性疾病引起的耳鸣具有高音调、双侧性的特点。

神经衰弱

大多数神经衰弱病人在头痛、头昏、失眠的同时多伴有耳鸣。与其他耳鸣不同的是，神经衰弱患者的耳鸣通常是双耳都出现轰鸣声，并且音调忽低忽高，不确定。

药物中毒

有病要吃药，但许多药物服用过多也会对内耳引起损害，发生药物中毒性耳鸣。此类药有奎宁、奎尼丁、氯奎及常用庆大霉素、链霉素、卡那霉素等。服用过量，严重的还可能导致耳聋。因药物中毒导致的耳鸣，通常声调很高，尖锐如刺，双耳都有症状。因此服用以上药物的病人在出现耳鸣时应立即停药，并及时咨询医师，以免进一步损害听力系统导致耳聋。

中医学认为耳鸣多因气血不足、宗脉失养，或者风随血脉进入了耳朵，与体内的气撞击，发出鸣叫声。中医还进一步把耳鸣分为实症与虚症。像突然间耳鸣声暴起，音量大，像青蛙鸣叫或者如潮水般汹涌澎湃之声为实症，是肝火旺盛的表现。如果是慢慢地感觉到有耳鸣声出现，声音细小，像蚊虫在耳边萦绕，用手捂住耳朵，声音就没有了，中医将这一类耳鸣归为虚症。虚症耳鸣多由肾阴虚或精气不足、耳朵缺少滋养所致。

2．无声世界的呐喊

正常情况时，外界声音经外耳、中耳、内耳、听神经传入大脑。上述过程中，任何一个环节发生疾患，均可引起听力障碍。耳聋并不是一点声音都听不到，根据程度，可以分为轻度聋、中度聋、重度聋、全聋。轻度聋患者近距离的一般谈话还可以听清，距离太远，或者声音太小，听起来就很困难。中度聋即使近距离的一般谈话也听着有困难，跟他们说话必须提高嗓门。重度聋几乎听不见什么声音，必须趴在他们耳朵旁边大喊才可以。全聋的人就完全生活在了无声的世界里，无论是多大的声音他们也不会有感觉。

有的耳聋是先天的，有遗传的因素，也有可能是胎儿发育时期，母体受病毒感染所致。如果母体在怀孕三个月以内，受到病毒、梅毒、耳毒性药物的侵害，可能导致胎儿先天耳聋。分娩时胎儿受到外伤或难产窒息等情况，也会损害胎儿的听觉。

后天的耳聋多是病变引起的。外耳道畸形、外耳道阻塞、中耳外伤、中耳急慢性炎症、中耳结核、梅毒、鼓膜破裂、听骨链中断、耳咽管阻塞等外耳和中耳的病变，使经由外耳、中耳传到内耳的音量出现不同程度的减弱，从而出现听力减退。这种情况的听力减退是由于外部原因导致声音在传输过程中出现阻碍，称为传音性耳聋。另外一类是大脑和听神经以及耳蜗螺旋器一起出现病变的，称为感音性耳聋。主要是因为细菌或病毒感染、耳毒性药物损伤、颅脑外伤、听神经瘤、小脑桥脑角病变及噪音损伤等。

老年人耳聋有的是机体衰老的自然生理现象，而由于疾病引起的也不在少数。例如糖尿病、高血压、高脂血症、肝、肾疾病可使血管硬化形成内耳血循环障碍，从而使内耳器官退变，导致听力下降。

3. 幻听，压力的信号

许多时候，当我们在公园散步时，会听到有人在喊自己的名字，却并没有看见熟人。这或许就是幻听。幻听是指周围无人讲话却听到讲话声。迷信的人拿它来证明世界上存在鬼神。其实，幻听和幻视一样，都是一种虚幻的知觉，即无客观事物作用于感官而出现的知觉体验。在医学上称之为"幻觉"(包括听、视、味、触、内脏等幻觉和运动性幻觉)，它是大脑功能紊乱和神经系统失调所引起的。幻听是精神病的常见症状，许多精神病人在喃喃自语，或者做出一些不符合常理的举动，多是由于幻听在捣鬼。他们常会听到有人在指示他做些什么，或者与他们对话，我们正常人自然听不到，所以就觉得他们行为怪异。事实上没有人与他们说话，只是他们的神经系统出了问题。

正常人有时在极度疲劳、极度恐惧、极度饥饿、长期孤独、睡眠或某种药物作用等情况下，也会产生幻听。曾有一个英国人在北极荒无人烟的雪山上，一个人单独工作到第16天的夜晚，她忽然看到一个可怕的怪物，并听到它踏在雪地上的沙沙声。刹时间，天空又出现一种神秘的月光，在不断地吞食着她……她吓得闭上眼睛惊叫起来。片刻之后，当她睁开眼睛时，刚才的一切奇幻情景已完全消失了。这就是由于她长期处于极度孤独紧张的工作环境中，产生了孤独性的幻听和幻视。

幻听是大脑听觉中枢对信号错误加工的结果。我们面对的并非是无声的世界，正常人的听觉将内外部的声音信号正确地向听觉中枢传输，幻听者由于听觉中枢出现障碍，将声音信号歪曲或夸张，甚至按主观意图加以改造，因此是种听觉变态。另外，大脑错误地从记忆中提取声音信息，并放大也会导致幻听。

医学博士建议：拯救我们的耳朵

为了预防听力早衰，使老年性耳聋延缓发生，要从以下几个方面着手。

避免长期待在噪声环境中。

长期暴露在过量的噪声环境中，会使我们感到烦躁不安、失眠及血压升高，心排血量减少，从而影响到内耳营养，使听觉感受器官功能减退；短时间的极强噪音（如近距爆炸声）也会直接损伤内耳，导致暂时性或永久性耳聋。长时间在噪音环境里工作的人，一定要切实防护，不要觉得无所谓，长期下去会积少成多，造成耳聋。

避免长时间听耳机。

对于喜欢长时间用耳机听音乐的年轻人来说，可要注意了，因为长时间用耳机可能会损害听力。那我们应该怎么做呢？当我们用耳机收听收音机、录音机的时候，音量不可过大，收听时间也不宜过长；同样，佩戴助听器的老人，助听器的音调也要调控适当。老年耳聋常有重振现象，就是我们所说的"轻点听不到，响点受不了"；又由于听觉分辨力减退，往往造成只闻其声不达其意。所以当我们对老年人说话，速度要慢，音节要分明，不要拖泥带水，高声喊叫不仅无济于事，反而增加了噪音，有害无益。有些音乐为追求强节奏刺激，声嘶力竭，大轰大嗡，噪音强度达到100分贝以上，超过了安全标准，这样的环境，老年人一般不要去。

戒烟，饮酒要适度。

烟草中尼古丁对身体有毒害作用。吸烟会使其流入血液，而血液中的尼古丁及一氧化碳，会使小血管痉挛、血流变慢、黏稠度增加，造成内耳供血不足。同时，烟雾还会通过耳咽管进入中耳，一旦被粘膜吸收，可直接损害邻近内耳听觉感受器。

另外饮酒一定要适度，老年人少喝点低度酒，自得其乐，并无不可。但不要过量，长期饮用过量的烈性酒易引起胃炎，妨碍维生素B

的吸收，也会对听神经功能有不良影响。

不要长期紧张、焦虑。

除了以上外环境引起的耳疾，内在的心理因素也同样会导致出现耳疾，因此我们还要关注一下我们本身的心理状况。一些长期处在紧张、焦虑、怨天尤人等不良心理状态下的人，久而久之会引起高血压，并影响内耳血液供应，最终殃及听力。再者在听力衰退时，易怀疑别人在窃窃私语，产生不悦心情，可影响人际关系。故耳聋老人应有自知之明，善于制怒，既防聋又养生。

避免高脂肪、高胆固醇饮食。

在日常的饮食中一定要避免高脂肪、高胆固醇饮食，因为这些食物可导致动脉硬化、高血压、冠心病。这些病也会影响听力。

不要滥用药物。

药物致聋，也很重要。有些药物易损害听力，称为耳毒性药物。常用药中如链霉素、庆大霉素、卡那霉素、阿斯匹林、速尿等。因为老人和婴幼儿解毒和排泄功能相对较低，用上述药品易受到毒害，所以尽量用替代药物。遗憾的是，一旦内耳听觉器官受到损害，便再没有什么药物能使它恢复了。对于已有听觉减退的人，再滥用这些药，更无疑是雪上加霜。

味觉异常，疾病来访

1．人的味觉有差异

俗话说舌尝五味，酸、甜、苦、辣、咸五味的信息是靠舌面上密布的细小乳头，称为味蕾的味觉细胞来传递的，再经大脑皮质味觉中枢产生兴奋，由反馈环路神经体液系统完成整个味的分析活动。

但并不是每个人品尝到的味道都是一样的。就像有人觉得榴莲很臭，别说吃了，闻到就觉得恶心，而有的人偏偏觉得它香得要命，越吃越想吃。再如，有些人很喜欢吃酸，酸涩的青葡萄在他们嘴里是美味，而对另外一些怕酸的人来说，葡萄还没到嘴里，牙齿已经先软了。这可能是因为掌管五味的味觉细胞在不同的人身上有差异的缘故。

此外，随着年龄的增大，味蕾的功能会渐渐退化，有些味觉就不那么敏感了。人鉴别甜、咸的味蕾先萎缩，而感觉苦、酸的味蕾寿命却长，所以老人总会觉得口里发苦酸，这不见得就是患了什么疾病。

2．味觉异常，疾病拜访

有些人在吃饭的时候，口内总有异味感，无论吃什么都觉得是一种味道，甚至在不吃饭的时候，口里也有异常的味道。这常常提示可能得了某种疾病。中医理论认为，脾开窍于口、胃、心、肾等，脏腑之气循经脉上行于口，因此口中气味异常，则是脏腑功能失常或脏器病变的反映。

口苦：口中常有苦味的人，通常是肝胆问题，因胆汁产苦味，中医认为口苦属热症，肝胆火旺，胆气上行至口，而使口中味苦。口苦还可见于癌症。经常熬夜或抽烟的人，早上醒来亦会感到口苦。

口咸：口咸是指自觉口中有咸味。多见于慢性肾炎，是肾液上泛引致，同时伴有腰酸腿软，神疲乏力等症。慢性咽炎和神经官能症等也会出现口咸。

口酸：即使没有进食酸性食物亦自觉口中有酸味。这情况是因肝胃不和，或肝有郁火，胃酸分泌过多所致。患者可能有胃炎或消化性溃疡。

口甜：中医认为口中经常有甜味，因湿热积於脾所致。糖尿病患者和消化系统功能紊乱者通常口中有甜味。糖尿病患者之所以口甜是因为患者血中含糖量增高，唾液中糖分增高所致。消化系统功能紊乱，挠乱各种分泌，唾液中淀粉含量增加，刺激舌上味蕾，也会产生甜味。

口辣：口辣是口中总感觉有辛辣感或舌体麻辣感。辣味是咸味、热觉、痛觉的综合感觉。常见于高血压、神经官能症、更年期综合征及低热者、观察患者舌体可见舌质红而表面无舌苔，由于舌体表面无舌苔覆盖保护，故病人对咸味和痛觉、温度觉敏感，自觉口辣。中医认为口辣多为肺胃热盛、阴虚火旺所致。

口淡：口中味觉减退，面对佳肴美食，也觉淡然无味，食欲欠佳。口淡多见于炎症的初起或消退期，尤以消化系统炎症常见。另外，大手术后的恢复期、慢性消耗性疾病的病人也会觉得味觉失灵，因这些疾病使味蕾敏感性下降，因此品尝不到食物原本的味道。中医学认为口淡是由脾胃气虚所致，常伴食欲减退，乏力。

3．失味，是什么在作怪？

人们用酸甜苦辣来形容食物的味道，也用它来形容生活，如果舌头失去了味觉，生活也就没有了滋味。是什么夺取了我们有滋有味的生活呢？

味觉退化是由很多原因引起的，自然的原因是生理退化。年纪大了，舌乳头和味蕾的味觉神经末梢就会萎缩、衰退，味觉自然会逐渐减退。这也是为什么许多老人觉得东西都不好吃的原因。味觉退化是一个渐进性的过程，最后可能会出现味觉丧失。

心情不好影响味觉。一个人大怒时，常常会感觉舌头干燥、发苦，吃什么都是苦的，这是肝火上升、胆气入口所致。而心情愉悦时，吃什么都香。

想要拥有好的味觉，必须有好的唾液，唾液量不足也可导致味觉障碍。正常的唾液量可以使味觉物质分子与味蕾保持接触，并可保护黏膜，防止味蕾萎缩，当唾液量不足时，味觉物质不能到达味蕾感受器，因此不能正常感觉味觉。从中医角度来讲，阴虚内热体质的人，常常口干舌燥，易发生味觉障碍。

味蕾是感知味道的重要细胞，如果味蕾受外伤破坏，在短期内无法正常辨别味觉，例如烫伤了舌头后，会有麻木的感觉，吃东西也尝不出味道来。这种情况如果不是很严重，一段时间之后，它会慢慢自行恢复。

失味也可能是疾病的预警。调查表明，在糖尿病、甲状腺肿瘤和青光眼的病人中，味盲者的比例比正常人高出许多倍。许多国家的癌症研究专家发现，相当多早期癌症病人，会有味觉减弱的现象，大约1/4的晚期癌症病人的突然消瘦，与异常的味觉有关，味觉异常会导致厌食。因而，味觉消失而引起的厌食，很可能就是患病的标志之一。

医学博士建议：延缓味觉退化的招数

生理性的味觉退化是不能完全恢复的，我们只有在平时注意保护味觉延缓它老化。日常饮食要注意五味平衡，不可过咸过辣，否则味蕾长期在激烈的刺激下，对其他味道将不再敏感。刷牙时要尽量少刷舌苔，即使刷也要用软毛刷，轻柔一些，不必过于频繁。多吃多喝清淡的食物和饮品。

每天让舌头做做体操，就是将舌头在口腔内前后左右上下卷动，首先，让舌尖在口腔内由前向后卷动12次；然后，用舌尖舔左颊或右颊，由后向前来回各12次；最后，将舌前半部顶在上腭，吞咽口水12次。每日起床后和睡前做这套操，可以刺激唾液分泌，并加强其流动，保持舌部湿润，从而延缓味觉退化。

从小小鼻子检测大脑和神经

嗅觉是人体感觉系统中最为精致的部分，百合淡淡的清香可以唤起我们对郊游的美好回忆，难闻的气味也会让人避之唯恐不及。嗅觉不仅让人的感受更加细致入微，增进食欲，帮助消化，而且对感知周围环境、更好地生存起着重要作用。

有些人认为嗅觉功能对人体健康影响不大，所以常忽略嗅觉保健，即使嗅觉失灵了也常常不在意，总觉得除了闻不到气味之外，也不会有什么影响。曾经有一位老太太就是这样，鼻子失灵已经几年了，习惯了"纯净无味"的世界，不觉得有什么不便了，也就不愿意去医院检查和治疗。有一天，家中的煤气泄漏，因为她闻不到，儿女又不在身边，结果不小心引起了大火，幸亏邻居发现及时，才没有出现更严重的情况。之后，在家人的陪同下，她去医院检查，发现脑内有肿瘤。她常说一场火没要她的命反而救了她一命。老太太算是不幸中的万幸，如果没那么幸运，后果不堪设想。

说这件事的意思就是想让大家明白，即使是身体的一个看起来并不严重的问题，背后可能会隐藏大隐患。

人为何会有嗅觉呢？嗅觉是化学刺激(嗅质)作用于嗅上皮(嗅黏膜)所引起的气味感觉。嗅区位于鼻腔顶，即上鼻甲内侧面和与其相对应的鼻中隔部分，小部分可延伸至中鼻甲内侧面和与其相对应的鼻中隔部分。此处嗅区黏膜约10平方厘米，内含大量的嗅腺。吸气时，空气中含气味的微粒到达嗅区黏膜，并溶解于嗅腺的分泌物中，刺激嗅细胞产生神经冲动，这些冲动经过嗅神经、嗅球，传到大脑嗅觉中枢而产生嗅觉。

据测定，人的嗅黏膜上约有1000万个嗅细胞，它们是嗅觉的感受器。每个嗅细胞靠近鼻腔的一侧又有6～8根嗅毛向鼻腔伸长，因而可以捕捉到微小的气息。

中医讲，"肺气通于鼻，肺和则知香臭矣。"可见，肺主气，若其功能正常，则鼻窍通利，气体出入无阻，且香臭可辨。若肺脏气机失调，则致鼻窍闭塞，不知香臭。

鼻不仅通与肺，嗅觉是在大脑神经的作用下产生的，嗅觉异常也与脑以及神经有关。脑部肿瘤以及精神性的疾病都会有嗅觉失灵的现象。当嗅觉出现问题时，切不可掉以轻心，一定要及时到医院诊治。

嗅觉减退

多见于感冒和各种鼻炎。轻者会感到嗅觉明显减退，如急性鼻炎和过敏性鼻炎，重者嗅觉可能完全丧失，如萎缩性鼻炎，其表现是鼻腔内结有大量带有臭味的绿痂，这不仅使嗅觉失灵，还会产生头疼，记忆力减退等症状。此外，鼻腔长满了息肉、肿瘤、鼻甲骨肥大增生，致使气流不能到达嗅区，以及颅内长了肿瘤，压迫或破坏了传递嗅觉的神经纤维也能引起嗅觉失灵。另外，据美国纽约一研究小组实验发现，嗅觉丧失往往是乳腺癌的一个早期表现。当然，乳腺癌患者并不都丧失嗅觉，但排除了鼻部原因外，应警惕乳腺癌的发生。

嗅觉敏锐失常

嗅觉对于正常人来说基本是恒定的，对周围的衣、食、住、行等各种经常发生的气味都能正常的反应出来。但是，嗅觉有时敏感度降低，如居住在具有特殊气味的化工区，明明那里有一种不好闻的气体存在，可是居民们都居然无所反应，这说明人们已经适应了那里的环境，本来很敏感的嗅觉器官变得嗅觉功能降低，这是特定环境终年作用的结果，一旦改变这些人的居住环境，嗅觉又会恢复，这不是什么疾病。还有一种具有特殊敏感嗅觉的人，他能嗅到别人嗅不到的特殊气味，神经衰弱、精神不稳等神经质的人，也可能有此情况。

幻嗅

幻嗅和幻视一样，都是一种幻觉，即指在没有外在刺激情况下而产生的虚假感觉。其表现是，患者会闻到实际上并不存在的某种气味，而且多半都是难闻的气味，如烧胶皮味、羊毛膻味、臭鸡蛋味、腐尸味等，这是一种病态。幻嗅常见于精神分裂症、癫痫、癔病和神经衰弱患者。某些脑部器质性病变，例如脑肿瘤，也可引起幻嗅。此外正常人在极度疲劳、极度恐惧、极度寒冷、极度饥饿、长期孤独、睡眠和某种药物作用等情况下，也会产生幻嗅。

嗅觉过敏

多见于神经过敏体质和一些颅内压增高的病人。它主要表现为当空气中存在少量不被正常人所感知的气味时，会感到极度的不安。如对香臭都感到不舒适或难受的嗅觉过敏，则可能是癔病或癫痫的先兆。神经衰弱、妇女绝经期及疑心病也可能导致嗅觉过敏。

嗅觉倒错

把一种明显的气味误认为是另一种气味，如将臭气错认为是香气，或无臭气认为有臭气，称为嗅觉倒错。头部外伤者、脊髓结核、精神病、癔病、神经衰弱等病人，以及服用某些药物，如氨基比林等，常会出现嗅觉倒错。另外，一些原来嗅觉丧失的患者，进入恢复期也会出现嗅觉倒错。

失嗅

嗅觉灵敏度的个体差异很大，有人特别敏感，有人却很迟钝。这是由于嗅觉受到很多因素的影响：温度低，嗅觉灵敏度较高，故冬季比夏季嗅觉灵敏；年轻人嗅觉比老年人敏感；精神集中时嗅觉较为敏感；女性在月经期或月经前期嗅觉也较好；长时间地接触某种气味，能够产生嗅觉的适应性等。这些都是正常生理现象。如果鼻子香臭不闻，或嗅觉减退，则为疾病的异常征象，称为失嗅。

引起失嗅最多见的原因是鼻子发生机械性的堵塞，空气进不到嗅区，无法产生嗅觉。常见于鼻息肉、鼻甲肿大、鼻腔慢性肉芽肿、鼻肿瘤及鼻中隔偏曲等，此为阻塞性呼吸性嗅觉减退。如果因呼吸气流方向改变，不经嗅区而产生的失嗅，则为非阻塞性呼吸性嗅觉减退，如鼻中隔穿孔、全喉切除术等。还有一种嗅觉减退是由于嗅黏膜、嗅神经及其末梢的病变，使得嗅区不能感受气味，如萎缩性鼻炎、过敏性鼻炎、病毒感染、肿瘤、老年性退变等，感冒引起的嗅觉减退就属于这一类。鼻腔局部因素引起的失嗅可伴有鼻部的其他症状，应请五官科医师检查诊断，呼吸性嗅觉减退除肿瘤引起外，尚可治愈。此外，有些鼻炎病人长期使用滴鼻液，如硝酸、碳酸、甲醛、链霉素及新霉素等也能毒害嗅神经而导致失嗅，所以，这类滴鼻液宜慎用。

失嗅还可能是由颅脑中枢性疾病而引起，如脑膜炎、脑脓肿、脑梅毒、脑外伤、脑肿瘤等，因病变损害了嗅觉中枢而发生。这类神经性失嗅较少见，治疗起来也较困难。

医学博士建议：

预防嗅觉减退的重要一点是增强体质、防止感冒。感冒发病率高，且容易继发慢性鼻炎、鼻窦炎、鼻息肉而导致嗅觉失灵，病毒也会直接侵害嗅觉感受器，这是造成嗅觉障碍最常见的原因；戒烟和提高环境空气质量，对保护嗅黏膜同样起着重要的作用。

疲劳，疾病的信号

20世纪以后，人类社会进入一个高速发展的时期，物质、科技和文化都达到了前所未有的高度。人们在享受着丰硕的劳动果实的同时，也在承受着越来越沉重的压力。在一个知识爆炸、信息过剩的时代，人们像被上了套的驴子一样，日夜不停歇地拉着生活的磨盘。如此超负荷地运转，给人类的健康带来了严重的危害。

从医学的角度解释，疲劳是机体生理过程不能将其机能持续在一特定水平或各器官不能维持其预定的运动强度。通常表现为倦怠、乏力、困顿、心情烦躁等不良感觉。疲劳是一种信号，它说明身体已经超过最大负荷，必须休息了。

近几年，过劳死的例子比比皆是，就像瘟疫一样，在全球传播。疲劳，再一次给我们敲响了警钟。

疲劳就像小虫子一样，它可以钻进骨骼肌肉，让人感到身体疲惫，也会钻进心脑，让生命在不知不觉的情况下猝然逝去。身体的疲劳可以有明显的察觉，也容易在短期恢复，而心脑的疲劳往往不易觉察，恢复也很慢。

疲劳是怎么样把心咬死的呢？原来疲劳这条虫子会释放一种毒素，我们称它为"疲劳毒素"。人体在正常的情况下，葡萄糖、脂肪等营养物质和氧完全反应，生成二氧化碳和水，通过呼吸或泌尿系统，及时排出体外。当身体进行长时间高强度的活动时，就需要大量的能量来维持。此时，身体的氧化还原反应加快，氧的供应量很难满足这种大规模的需求，营养物质不能被完全地氧化成二氧化碳和水，而是生成大量的乳酸、氨、尿素和二氧化碳等物质。此时由于身体疲劳，吞噬细胞清除垃圾的能力大大降低，导致这些物质在体内积存，从而使组织细胞中毒。这些毒素还会经血液循环，流窜到全身各处作案。接下来，我们来看一下它的作案踪迹。

进入大脑后，少量的氨就可以使脑神经细胞中毒死亡。此时人体出现犯困、头昏、头痛、记忆力下降等症状；长期慢性毒害，可诱发脑神经细胞凋亡。近年来研究表明，老年痴呆和帕金森症都与脑细胞死亡有关。

疲劳毒素进入心血管系统，对心肌细胞产生毒害，从而出现胸闷、气短、心慌、心律不齐等症状。进入血液中的"疲劳毒素"会损害血管上皮细胞，导致血小板和胆固醇在血管壁上沉积，可致动脉粥样硬化、冠心病、脑血管硬化等病，这是很多人猝死的原因。

疲劳毒素攻陷免疫系统，在脾脏、淋巴组织中过度堆积，将导致白细胞等免疫因子生成量减少，机体的抵抗力降低，疾病趁虚而入。疲劳后容易感冒，就是这个缘故。

进入泌尿系统，能损害肾小管上皮细胞。注意观察自己的尿液，如果里面有气泡，并且停留时间较长，就说明疲劳毒素已经在肾里驻扎了。过度的疲劳还会出现茶色尿、血尿，这是因为肾小管受损，红细胞渗透到尿液中所致。

肝脏是人体重要的解毒器官，人体自身的防御机制会把疲劳毒素送到这里受审，因此会导致众多的疲劳毒素聚集在肝脏中，由于浓度过高，对肝脏就会造成很大损害，可诱发肝细胞凋亡或被动死亡。

疲劳毒素对肌肉组织的损害主要是通过感染肌细胞的方式，中毒后，肌肉出现酸胀，无力等症状。

疲劳也是美容的大敌。"疲劳毒素"在皮肤中堆积，皮肤细胞中毒，特别是细胞膜被"疲劳毒素"损伤时，会产生脂褐素和腊样质，可以使皮肤变黑和粗糙，长出老年斑。

疲劳毒素就像电脑病毒一样，随着机器的运转，入侵各个文件系统，直到使机器完全瘫痪。不同的是，电脑系统瘫痪了可以重新安装，人体死亡了，不会重来。

测一测，疲劳毒素是否已进入你的大脑

脑疲劳的主要症状有：

（1）早晨醒来赖床不起。

（2）腿像注了铅，走路抬不起腿。

（3）不愿意与人交往，不想参加集体活动。

（4）懒得说话，声音细而短，有气无力。

（5）坐下后不愿起来，时常发呆。

（6）说话经常语无伦次，工作和生活也经常犯低级错误。

（7）记忆力下降，反应迟钝。

（8）总是要依靠咖啡和茶水来提神。

（9）吃什么都腻味，没有食欲，喜欢加一些刺激性的佐料。

（10）经常莫明其妙的心理紧张，情绪烦躁，容易生气。

（11）有耳鸣、头痛、头晕、乏力的症状出现。

（12）睡眠质量很差，睡的浅，一点轻微的声音就被吵醒。

（13）经常犯困，四肢无力，时常有抽筋的感觉。

如果有上述2～4项情况时，说明轻微疲劳，需要立即休息；有5项以上是重度疲劳，也许潜伏着疾病，这时应当马上去医院检查。

如果出现了轻微的脑疲劳现象，也不必过分紧张。应放松身心，学会科学用脑，做到劳逸适度，并注意饮食与睡眠，也可以做一些适量的脑部运动。

医学博士建议：健脑有术

按摩术：全身放松，闭目养神。用左右手中指，从眉心处开始向下旋绕，绕过太阳穴，停留片刻，依次往下，从腮处绕至耳后，点揉一分钟，此时会有酸痛的感觉，并会伴有大量唾液生出，咽下唾液，滋润口舌。然后绕至脑后玉枕部位，按摩三分钟结束。

梳头术：双手手指自然弯曲，从额头开始，向后梳拢头发。注意指甲不要过长，力度要轻柔和缓，触及头皮即可，反复10次。

吐纳术：用鼻轻轻地吸一口气，意想自己纳入全宇宙一切轻灵之气；用口慢慢地呼一口气，意想自己吐出全身心所有秽浊之物。以上为1次，可反复吐纳36次。环境宜清新而宁静，意念宜轻巧而淡雅。

冥想术：闭目静心，设想自己处在一片青山绿水中，或观夕阳余晖，或寻丝路花雨。可以自己加入美好的情境，时间4～5分钟。

小痒痒，大问题

古人说："痛可忍，而痒不可忍；苦可耐，而酸不可耐。"可见，痒的确是让人难以忍受的事情。我们大概都有被蚊虫叮咬的经历，涂点花露水，没用！只有狠狠的抓挠几下，直到抓破了皮，才舒坦。这还都是一时性的痒，很快就会消失，如果某个部位或者全身都持续不断的痒，那可真是"痒不欲生"！

除了蚊虫叮咬这种意外情况，瘙痒一般认为是皮肤疾病引起的。的确，大部分的皮肤病都有瘙痒的症状，最常见的是老年性冬季瘙痒症，原因为老年人性腺和内分泌功能减退，皮脂腺和汗腺萎缩，使皮肤过于干燥，皱缩的皮肤内分布的神经末梢感受器老化蜕变，向中枢发出异样的刺激信号，引起皮肤瘙痒，以严冬为甚。但不是所有的痒都是皮肤病引起的，特别是明显的、持续性的或复发性瘙痒，无任何先兆或伴有皮疹的瘙痒，则往往是多种疾病的信号。现在我们来揭开这些披着痒皮外衣的疾病。

1．中枢神经系统疾病

中枢神经衰弱、脑动脉硬化、脑水肿和脑肿瘤等疾患，会降低中枢感受器止痒功能，导致皮肤瘙痒。更奇妙的是，脑瘤浸润到第四脑室底部时，会引起面部鼻孔附近皮肤剧烈而持久地瘙痒，继而发展到整个面颊部。

2．循环系统疾病

许多血液疾病也会引起皮肤瘙痒，例如真性红细胞增多症的患者可表现为全身性或局限性皮肤瘙痒，常在夏季加重，洗温水浴可加剧瘙痒。另据报道，男性缺铁性贫血患者约13％出现瘙痒，女性有7％发生瘙痒，补铁与纠正贫血后瘙痒即可缓解。

消化系统疾病，如痔核、肛瘘、肛裂、直肠炎、肠道寄生虫等，常引起肛门瘙痒。

3．肝脏疾病

肝脏有解毒作用，当肝脏有病时，其解毒功能降低，血中脂质盐含量增高，刺激皮肤感觉神经末梢致使皮肤搔痒；不论是阻塞性黄疸或肝内性、溶血性黄疸，以及无黄疸的肝损伤，都能引起皮肤瘙痒，由于血液中胆汁盐含量增高，破坏体内的溶酶体，释放出蛋白分解酶和组胺，从而引起皮肤瘙痒。

4．泌尿生殖系统疾病

泌尿生殖系统疾病主要是指肾脏疾病。肾脏的功能是排出体内废物，所以当肾脏病严重并造成废物排泄不良时，就会导致全身发痒。有些慢性肾炎，进入尿毒症期，因血液中尿毒素及蛋白衍生物增高，常引起全身性皮肤瘙痒；女性则往往因外阴炎、月经不调、白带增多、卵巢疾病、阴道滴虫或真菌感染而发生外阴奇痒。分娩前的妊娠妇女也会发生皮肤瘙痒，其原因除怀孕后血中葡萄糖含量增高外，胆汁淤积是另一重要原因，但这种瘙痒在分娩后能自行消失。

5．内分泌系统疾病

甲状腺机能亢进的病人约有5%～8%发生皮肤瘙痒；糖尿病患者由于血糖增高，身体防御病菌的能力下降，易受细菌和真菌感染导致皮肤瘙痒。

6．恶性肿瘤

虽然不是所有的癌症都会引起皮肤瘙痒，但某些癌症与皮肤瘙痒确实有着密切关系。许多肿瘤可因癌细胞和代谢物刺激神经末梢，而引起全身性皮肤瘙痒。胃癌和肝癌初期常全身轻微发痒，随着癌程进展而瘙痒加剧。淋巴系统癌如蕈样肉芽肿、何杰金氏病等都伴有全身性皮肤瘙痒。直肠和结肠癌常表现为肛门瘙痒。各种白血病、肺癌和食道癌等伴有泛发性瘙痒。

7．药源性瘙痒

多见于体弱多病、多种药物交叉使用的老病号，许多口服和注射药物可引起皮肤过敏发生瘙痒，合并用药时更易发生。

8．感染性瘙痒

农村山区等卫生条件较差的地区常有疥螨感染而引起瘙痒，大多局限于指、趾和踝部，严重者遍及全身，较难治愈。

9．毒瘾性瘙痒

毒品成瘾者都患有"妄想皮肤寄生虫病"，即幻觉中皮下有虫在爬的感觉，表现为皮肤瘙痒难受，这是毒品成瘾后的皮肤性幻觉。

医学博士建议：冬季，远离皮肤瘙痒

入冬以后，很多人都会出现皮肤瘙痒的症状，奇痒难耐，在洗澡后和睡觉前尤其明显。开始皮肤上并没有异样，因为痒的难受，使劲抓挠之后，皮肤破皮，几天之后可能就出现红斑、丘疹。尤其是老年人，由于皮脂腺功能减退、皮肤干燥和退行性萎缩等因素，引起的皮肤瘙痒很多见。

许多人皮肤并没有疾病，为什么随着冬季的到来，皮肤也会出现干燥、皲裂、瘙痒呢？皮肤的最外层是角质层，上面有一层皮脂膜，对皮肤起保湿作用，可以防止水分丢失。如果角质层的含水量低于10%，便可能出现皮肤干燥、脱屑、皲裂。皮肤内还有皮脂腺，冬季空气干燥，皮肤和血管都处于收缩状态，皮脂膜分泌减少，角质层也易脱落，就是我们平常不适当的洗浴习惯，往往会加重皮肤干燥。如洗澡次数过频，水温过热，用去脂较强的碱性肥皂或香皂等，都会溶解或洗去皮肤上的皮脂，加重皮肤的干燥、角化和刺激，甚至会引起瘙痒。过热的水除易洗去皮脂外，还会因水温高，体表水分容易蒸发，洗澡后的皮肤更加干燥。

冬季出汗少，皮肤代谢减慢，所以不必洗澡太勤。有些人觉得用热水冲洗可以减缓瘙痒，这其实是火上浇油。热水更容易夺去皮肤的皮脂，使皮肤更加干燥。洗澡水的水温最好不要超过32摄氏度。洗澡时也不要用刺激性很大的沐浴液和香皂。洗澡可消耗掉体内大量的水份，因此在洗澡前最好喝一杯白开水，提前补充水分。洗完澡后，可在全身擦一遍保湿的护肤品，可以防止风吹引起的皮肤水分蒸发，并能有效地柔润皮肤，防止皮肤干裂。

冬季气候寒冷，要注意皮肤保暖。内衣以棉质为佳，要保持宽松，不要过紧。如果晚上用电热毯取暖，最好时间不要过长，更不要一夜都开着电源。最好的做法是在睡前半小时插上电，等睡觉时，被窝已经有温热感，这时就拔掉电源。

冬季容易皮肤瘙痒的人，饮食上也要注意，以清淡为主，不要吃辛辣刺激的食品，也不要多吃羊肉、海鲜等热性食物，不要喝酒、浓茶和咖啡类饮料。可多吃些富含植物油脂的食物，如芝麻、花生、核桃和黄豆等，这些食物可使皮肤滋润多吃些新鲜水果，多喝开水，以保持大便通畅。易发生皮肤干裂的人，可以经常服用维生素A、维生素E来预防和治疗皮肤角化。对角化、皲裂的皮肤，可进行相应的护肤、润肤、抗瘙痒治疗。

此外，冬天也要多运动，不要跟小懒猫似的，窝在温暖的屋子里不愿意出来。运动可以促进血液循环促进皮肤代谢，能有效预防皮肤干燥皲裂。

瘙痒生活小提示

（1）瘙痒时，一定不要乱抓，越抓越痒，还会引起皮肤感染。

（2）注意皮肤卫生。

（3）饮食以清淡为主，戒烟酒。

（4）内衣柔软，宽松为佳。

（5）洗澡不要过勤，水温不要过高。

（6）瘙痒持续时间久，且顽固，不可自己乱用药，一定要去医院检查，找出发病原因，对症治疗。

眩晕，是哪个器官在作怪

眩晕的经历很多人都有，比如有的人晕车，一坐车就感到头晕脑胀，并有恶心的感觉，严重时会发生呕吐。蹲或坐的时候，起身急了也会眩晕，有人担心自己患了低血压或贫血，其实不必太紧张，正常人也会有这种反应。因为蹲坐太久，血液循环不畅，突然起身，血液流速加大，会出现眩晕的症状，一般一两秒钟之后就恢复了。注意起身不要太猛，蹲的时间别太长就好了。但是有些眩晕就是由疾病引起的，要引起注意。

我们先来了解一下眩晕的发生机理。眩晕是人体的定向感觉障碍或平衡感觉障碍，是一种运动幻觉。病人感觉外界环境或自身在旋转、移动及摇晃。常伴有平衡失调、站立不稳、恶心、呕吐、面色苍白，出汗及脉搏与血压的改变，等等。正常情况下机体在空间的平衡由视觉、本体感觉及前庭迷路感觉的互相协调与配合来实现，其中前庭系统对机体姿势位置的平衡维持最为重要。在正常情况下，前庭器官协调机体平衡的活动是很少能被感觉到的。当前庭系统受到较强的刺激或病理损害时，前庭感觉的刺激与来自肌肉、关节、视觉感受器在空间定向上冲动不一致，就会产生眩晕，也就是运动幻觉。

1．眩晕是哪里出了问题

根据眩晕发生根源，也就是导致眩晕的身体病变部位，可以把眩晕概括为以下几类。

眼源性眩晕

由眼部疾患所致的眩晕症状一般较轻。在火车内向外看近处飞快"后退"的树木时，容易出现眩晕，而闭上眼睛后即可缓解。常由于屈光不正、视力疲劳、眼外伤等所致。常在用眼过久或注视较长时间后才出现，遮盖患眼或闭目休息后眩晕可消失。眼肌麻痹、视力减退也可引起眩晕。

神经源性眩晕

多由大脑、小脑及脑干病变引起。脑动脉硬化是导致老年人发生眩晕的最常见原因，以头晕和轻微的站立不稳为主症，不一定有"旋转"的感觉。小脑动脉血栓形成常使患者突然发生严重的眩晕，并伴呕吐、站立不稳，而神志却是清醒的。包括椎基底动脉供血不足、小脑脑桥病变、植物神经紊乱等，大多与年龄有关。50岁以后，颈椎易发生退行性变和骨赘形成，动脉易发生动脉粥样硬化，血管管腔逐渐变窄导致血流量减少，进而影响脑干和小脑相关的平衡功能。

耳源性眩晕

它由耳部疾病引起。美尼尔氏综合征是引发严重眩晕的常见原因，发作时表现为突然阵发性眩晕、耳鸣、耳聋、共济失调。此外，迷路发炎或受外伤、内耳血管痉挛或出血也会出现类似表现。有的人在乘坐车船时，因为迷路功能失调，也可出现眩晕症状。前庭系统是人脑重要的平衡器官，其内的前庭神经核对缺氧敏感，出现眩晕多与其受累有关。此类疾病包括美尼尔氏综合征、前庭神经元炎、内听动脉闭塞、良性位置性眩晕、晕动症等。

颈源性眩晕

颈椎病导致椎基底动脉受压时，由于脑供血不足，可使病人突然出现眩晕，并有视力障碍、四肢无力、站立不稳症状，多在颈部活动幅度大时发生。病因可能有颈椎退行性变、颈肌和颈部软组织病变、颈部肿瘤和颅底畸形等，引起椎动脉受压，发生缺血而导致眩晕。可表现为多种形式的眩晕，但发生多与头部突然转动有明显关系，常伴有恶心、呕吐、共济失调等。

药源性眩晕

应用链霉素、庆大霉素、卡那霉素或万古霉素，奎宁、水杨酸及苯妥英钠等药物后，会引起第8对颅神经中毒性损害，多使耳蜗及前庭神经同时受累。药物中毒引起的眩晕多为渐进性和持续性，一般不剧烈，常伴平衡障碍、耳鸣和听力减退等症状。发生内耳中毒的主要因素是个体的易感性，也与剂量及用药时间长短有关。

精神性眩晕

许多眩晕症状的出现与患者的生活方式有密切关系，如精神紧张、休息不够、睡眠不足、饮酒过量、偏食油腻食物。包括失眠和抑郁症。

2. 特别注意全身性疾病引起的眩晕

（1）高血压病。高血压所致的眩晕多数是由于我们的情绪变化过大、精神特别紧张或受到强烈的精神刺激等因素的影响而导致的。这些因素使血压产生波动而引起眩晕。也有的是滥用降压药，使血压突然大幅下降，从而引发眩晕。

（2）低血压症。低血压眩晕也是非常多见的，特别是年轻人，容易反复发作。姿势性低血压眩晕则多见于中老年人，比如在急促起立或起床时突然眩晕，旋即消失，再做同样动作时又觉眩晕。

（3）动脉硬化症。动脉硬化造成脑血栓附着可诱发脑缺血发作。这种脑缺血如果来自颈内动脉，就可出现浮动性眩晕和眼前发黑的病症。

（4）脑瘤。脑瘤易引发旋转性眩晕。脑瘤引起的眩晕一方面是由于颅内压力增高，另一方面则是由于脑瘤的压迫而致血气循环障碍，使前庭神经核区及其通路直接或间接受损而造成眩晕。

（5）脑血栓。轻度的脑血栓可引起眩晕。究其原因是因为动脉硬化造成动脉管腔内膜病变出现狭窄后，其远端部分仍可通过自动调节，使血管阻力减低，并建立侧支循环而维持"正常"的血流量，暂时不使脑血栓形成。但是患者仍可出现头晕或眩晕。一侧肢体麻木或无力等症状。

（6）贫血。贫血很容易引起脑缺氧从而出现眩晕，恶性贫血眩晕尤为明显，患者可因中枢神经系统缺氧，导致神经系统的器质性变化。因此，患者的运动或位置感及下肢震动感均可丧失，眩晕加重。

（7）甲状腺功能减退。本病患者血压低、心脏输出血量减少、血流迟缓而致前庭系缺氧出现眩晕。此外，新陈代谢较低，血中乳酸聚集波及内耳，也可引起眩晕。

（8）心肺功能不足。有些人平时缺乏锻炼、心肺功能较弱，如果突然剧烈运动，可出现头晕。运动时间过长，体内营养物质耗损过多，血糖浓度降低，或者剧烈运动时，呼吸加快体内氧气供应不足也易产生眩晕。

总之，眩晕只是一种症状，可引起眩晕的原因繁多，既可能是

"小毛病"，甚至是生理因素，也可能是严重疾病的表现，所以病人不能掉以轻心，必须向医生详细叙述病史及发作的具体经过，还必须接受一系列检查，以明确引起眩晕的原因。在未找出病因前，不能随意购药服用，以免贻误病情，只有针对病因进行治疗，才能收到事半功倍的效果。

3. 眩晕后应该怎么办

眩晕急性发作时，应立即采取卧位、避免头部活动、保持安静，有可能短时间内就可缓解。此时患者不要紧张，消除恐惧心理，避免症状加重。然后可以用一些镇静剂、止吐药等。如果缓和一段时间后，头晕仍持续，应尽快到医院检查。

眩晕也是可以预防的。多活动颈部，特别是中老年人更应如此。每天都应该多次从各个方向活动颈部。尽量不要突然扭转颈部，不过度持久地仰头。

锻炼对于一侧前庭功能严重损害性眩晕，甚至可以消除眩晕，是获得前庭功能重新平衡的唯一有效方法，有些学者认为其效果甚至高于药物治疗。方法是选用若干激发眩晕的动作和姿势，反复锻炼，使中枢多次接受异常刺激，逐渐变得习以为常。一旦将异常冲动转化为寻常冲动之日，即眩晕症消失之时。

极度疲劳、睡眠不足为眩晕的诱发因素之一。不论眩晕发作时或发作后都应注意休息，保证充足的睡眠。眩晕病人往往在充足睡眠醒后症状减轻或消失。

精神调养也是不容忽视的。忧郁恼怒等精神刺激可导致肝阳上亢或肝风内动，诱发眩晕。因此，眩晕病人应胸怀宽广，精神乐观，心情舒畅，情绪稳定，对预防眩晕发病和减轻发作十分重要。

藏在疼痛背后的疾病内情

疼痛可以说是身体的最常见症状了，我们每一个人都有过切身感受。手上划了道小伤口，当时会很疼，过几天就能痊愈。如果是摔伤扭伤了腿脚这样的剧烈疼痛，我们会很担心，会及时去医治。而有一种慢性疼痛，它总是如影随形地跟着我们，直至被它折磨得筋疲力尽，痛不欲生。对这种不见血的疼痛，我们一般采取宽容的态度，能忍则忍，等到实在忍不下去，已经大事不妙了。

疼痛是身体对外来损害的一种保护性反应，是感觉神经在提醒我们要避开这种损害。如果无视这种提醒，身体一定会出问题。

1. 疼痛盯上了办公室一族

伴随着生活节奏和工作压力增大，慢性疼痛像瘟疫一样在年轻人中流传，主要袭击年轻人的头、颈、腰背等部位，这与长时间的伏案工作有关。国际疼痛学会为了让人们对疼痛引起足够的重视，决定从2004年起，将每年的10月11日定为"世界镇痛日"，并且将疼痛确定为继呼吸、脉搏、体温和血压之后的"人类第5大生命指征"。因此，不要忽视疼痛。

办公室一族是疼痛袭击的主要目标。长坐办公室的人，是否遭遇过疼痛的魔爪，头痛难忍时，做什么也没心情，还以为只是没有休息好，"捱"过了一天又一天。偶尔也会感到颈部疼痛，仍然认为没什么大不了，揉揉搓搓，活动一下就好了。殊不知颈椎处于人体神经中枢的重要部位，上承头颅下接躯干，神经血管分布交错密集，是脑血循环的必由之路，是人体事故的多发地带。一旦发生疾病，必然会影响到心脑血管和中枢神经，造成各类颈源性疾病，可谓牵一发而动全身。这种疼痛是久坐所致，也是不良坐姿的结果。长期的腰背疼是引起腰背部位病变的主要原因，甚至会导致脊柱的骨和关节过早发生不可逆的退行性病变。

办公室疼痛一族，与工作压力有很大的关系。所以，在感到焦虑、疲倦时，不妨分散一下压力，合理的安排工作计划，忙时也要见缝插针地娱乐一下，闲时就提前做一些工作，不要积攒到一起。还必须提醒自己要注意坐姿，更不要把屁股坐出茧来。如果能抬起头让头部和身体基本成一直线，身体各部分的肌肉就不容易疲劳。有时候不留意可能会习惯性地勾着头伏在键盘上打字，或把电话听筒夹在肩膀和头之间打电话。经常这样会引发肌肉酸疼或头痛。

这些慢性疼痛是疾病发生前的信号，提醒我们该休息一下了，该换一个姿势了。但有些疼痛是疾病的先兆，这就不是预防的那么简单了。如果身体某部出现不明原因的疼痛，特别是出现不易缓解、难以忍受的剧烈的长期的疼痛，千万不要自作主张，服一两片止痛药了事，应立刻上医院检查，以免服药后掩盖症状，阻碍医生诊断，耽搁了治疗。接下来，我们逐一分解常见的疼痛，看看有哪些疾病在里面作祟。

2. 头痛中潜伏杀机

说到头痛，大家可能不屑一听，太平常了嘛。感冒了会头痛，休息不好也会头痛，生气的时候都会头痛，不严重时歇一下就过去了，严重了吃几片阿司匹林、扑热息痛也就过去了。但引起头痛的原因五花八门，严重的疾病最初也会表现在头痛上，或许会让一个人在瞬间一命呜呼。我们的身边就有很多这样的例子，曾有一个地产经理，30出头的年龄，事业有成，前途一片大好，唯独有头痛的毛病让他苦不堪言。每次头痛一发作，就靠止痛片维持，他甚至没有想过要去医院检查一下。一天，他正开着会，忽然头痛难忍，还没等吃药，便仆倒在地，不省人事。当同事将他送医院检查后才知道他患的是脑溢血，遗憾的是，经过抢救也没能挽回性命。

头痛是因为头部的血管、神经、脑膜等对疼痛敏感的组织受到刺激引起的。有些头痛是由于紧张、疲劳、饮酒等原因刺激了相应的器官组织造成，经过休息之后会自然消退。但像上面这个例子，明显是身体出现了严重疾病，在这个时候如果还是吃两片止痛药敷衍了事，就可能造成大祸。有些脑肿瘤起初时头痛较轻，使不少人麻痹大意，等到头痛厉害了，已到晚期。因此，对于疾病引起的头痛我们要给予足够的重视，现在先来大致了解一下，哪些疾病可以引发头痛。

临床发现颅内疾病、颅外疾病、全身性疾病、神经官能症都可以引发头痛。颅内疾病常见的有脑膜炎、脑炎等颅内感染性疾病和脑血栓、脑供血不足等脑血管疾病。此外还有脑瘤、肿瘤脑转移、脑囊虫病等颅内占位性病变和颅脑外伤等疾病。颅外疾病包括颈椎病、神经痛如三叉神经痛，以及五官疾病。全身性疾病主要见于急性、慢性全身感染，例如最常见的感冒头痛。心血管疾病，例如高血压患者也会伴随偏头痛症状。其他情况如贫血、低血糖都会伴随头痛出现。另外，神经性的头痛也很常见，例如神经衰弱和某些精神疾患。

头痛发作时，我们可以从头痛的部位、缓急、头痛的程度，发生的时间和持续的时间等各个方面先自己大致判断是哪方面的疾病，以对自己的身体有个全面的了解，如果怀疑问题严重，也可以及早就医。

从头痛的缓急来看，头痛来的突然并且程度剧烈，有持续加重的趋势，并出现发热，恶心，呕吐等症状，情况严重的还会出现肢体瘫痪、麻痹，这是脑炎的明显表现。此外蛛网膜下腔出血、脑溢血也会出现骤然头痛。慢性头痛指经常性、波动性和逐渐加重的头痛，最常见的是高血压病所引起的头痛，一般间歇性发作，在清晨与疲劳后痛得厉害。另一种慢性头痛，要警惕为肿瘤引起的，肿瘤所致的头痛有一个特点就是夜间疼痛加剧，患者常被痛醒，这是因为夜间颅内压力增大，加上肿瘤的压迫，使头痛加剧。

从头痛的部位看，全头痛一般是患有急性感染性疾病，例如感冒、脑炎、神经衰弱、动脉硬化、脑供血不足等。如果头痛只出现在前额部位，可能是眼、鼻有病变。如果是眼部病变，眼睛周边会出现压痛，眼睛本身也会感觉到不适。鼻炎和鼻窦会导致前额痛。如果仅仅是头一侧痛，可能与耳部疾病有关，如中耳炎、乳突炎等，这类头痛一般早上比较明显。头顶疼痛多见于神经衰弱。后脑勺疼痛多是由颈椎病引起。

从头痛的方式和程度看，如果头部出现小鸡啄米似的跳痛，可能的原发疾病有高血压、血管性头痛、急性发热性疾病、脑肿瘤、神经官能性头痛；如果是触电一般的疼痛，多见于三叉神经痛，疼痛沿三叉神经分布方向散射；如果病人有头被猛击一下的感觉，继之出现炸裂样剧痛，伴恶心、呕吐、颈部僵硬、烦躁不安，很可能是蛛网膜下腔出血；紧箍样头痛，头部有沉重感、箍紧感，像带了一个紧箍咒那样，伴随颈部紧张酸痛不适、精力不集中、记忆力减退等，提示为紧张性头痛。办公室白领是此病的高发人群，由于长期保持一种姿势，造成颈部肌肉持续紧张，酸性代谢产物堆积，刺激压迫头部神经，再加上精神紧张、焦虑就会导致持久性头、面、颈、肩部肌肉痉挛或血管收缩引起牵扯痛或扩散痛。

从头痛发作时间看，有时我们会发现自己早晨起床后也会有明显头痛的感觉，例如后脑部位的疼痛，如果在清晨痛得厉害，之后慢慢好转，可能是高血压的征象。晨起后加重的头深部钝痛可能是占位性病变，如脑肿瘤。如果是每天指定在某个时间很有规律的晨间头痛可能是由鼻窦炎引起的，一般早晨轻，午间加重。疼痛多在夜间发生，并且持续数周乃至数月后才自行缓解，这是身体在提示我们可能患了集束性偏头痛，常表现为刺痛。如果在吃饭后三个小时左右的时间出现间断性的头痛，进食后症状有减轻的话，很可能是低血糖性头痛。女性经期头痛是由于月经失血导致贫血引起的。

从头痛伴随症状看，伴失眠、焦虑、思想不集中等多为神经官能性头痛，是由于精神紧张和压力过大所致，可以有意地减轻压力，改善睡眠，缓解头痛。如果伴随出现视力障碍很可能是眼疾或者颅内肿瘤压迫视神经。头痛伴有头晕，可能是小脑肿瘤。慢性头痛如果突然出现意识模糊，思维混乱，则应提防脑疝。头痛伴癫痫发作，常见于脑血管畸形、脑寄生虫囊肿、脑肿瘤等。长时间头痛伴有呕吐，吐后头痛症状减轻，可能是颅内压升高，与占位性疾病有关。

总之，从上面的分类我们可以看出头痛的原因是多种多样的，只有针对头痛的病因进行有针对性的治疗，才能彻底治愈。当感觉头痛时，千万不能随便吃药，因为胡乱吃药导致的慢性头痛已占头痛患者的50％以上。可先观察一段时间，如果头痛持续时间较长，病因不明，则应及时到医院就诊，明确病因。

3．女性腹痛，妇科疾病的信号灯

腹痛对于成年女性来说就像家常便饭一样，往往见怪不怪了。尤其是每个月的那几天，几乎每个女性都要经历这番疼痛的考验。腹痛不见得都是疾病，但有些疾病导致的腹痛不可不防。对于女性而言，患妇科疾病的可能性很大，何况一般的妇科疾病都会有腹痛的表现，所以，出现腹痛还是不要掉以轻心的好。

小腹是女性性器官最为密集的地方，如果此处"痛不堪言"，很可能是这些器官病变惹的祸。尤其是成年女性，生理机能在一点点衰退，内分泌的平衡也会被这样那样的原因打破，生存在这样一个恶劣环境中的生殖器官生点小病也是正常的。关键是不要不理不睬，要认真对待，及早治疗。

虽然疼痛发生在同一个位置，但疼痛的版本却不一样。有的人感觉小腹坠痛，似乎有一股往下拉的力量在撕扯；有的人感觉下腹胀痛，小肚子里好像塞进了什么东西；也有人感觉是尖锐的刺痛，或是隐隐作痛，说不好痛的具体位置。这些不同性质的疼痛背后，隐藏着不同的疾病。

阵阵坠痛，可能是患有妇科炎症。多见于盆腔炎和附件炎。疼痛在一侧或两侧，同时伴有白带增多。值得注意的是某些生殖器肿瘤也会有坠痛之感。例如卵巢囊肿，它是子宫内有包裹积液的肿块，会随时间而"发展壮大"，以致囊肿内的积液因为重力作用使卵巢下垂，运动时就会感觉坠痛或剧痛，可怕的是 5 ％的中年女性会因此发生癌变。

如果有女性朋友发现自己小腹发胀隐约伴有疼痛，别以为是自己又胖了就去拼命减肥，否则小腹发胀的感觉不但不会减轻，反而会越来越大。若伴随月经量大，很可能是子宫肌瘤。子宫肌瘤虽然不是什么恶性病，并且80％的女性都有患这种病的可能，但是如果不能及时摘除，它会剥夺女性做母亲的权力。

痛经是女性最普遍的一种腹痛，还有很多女性朋友认为，痛经是小事，忍一忍就过去了。有些痛经的确是正常的生理现象，不治也可自愈，也有些是先天生理畸形，例如处女膜闭锁、阴道横膈，导致经血流出困难，引起疼痛。还有一类痛经是子宫内膜异位症和妇科炎症引起的。其中子宫内膜异位症是引发痛经的重要原因之一。子宫内膜异位，即子宫内膜不是出现在子宫内，而是随经血逆流，经输卵管进入腹腔，植于卵巢表面或盆腔其他部位。这种腹痛会随病变的加重逐渐加剧，长期拖延不治愈，可能会导致不孕。

还有一种因妊娠引起的腹痛，一般发生在产后的第一天，触摸时有尖锐的疼痛之感。出现这种情况，产妇不必过于紧张，这个多是正常现象，与产妇年龄偏大，子宫收缩乏力有关。有些产妇在孕期喜欢吃冷食，产后寒气郁结也会造成腹痛。所以，还想生宝宝的大龄女性在日常生活中一定要注意避开寒凉的刺激，不要用冷水洗衣，尽量不食冰镇的水果饮料，还要保持乐观平和情绪。平时经常按摩小腹，保持内分泌平衡，可以防止"高龄"妈妈出现淤血和受寒引起的产后腹痛。

4．腰酸背疼，不只与肾脏有关

我国中医学中有腰为肾之府之说，所以患有腰背痛的人去看病，张口就问："大夫，我是不是肾虚啊？"其实，腰痛有很多种原因，病不一定都是肾虚引起的。即使在中医中，引发腰痛的原因也有很多，例如，感染外寒，或因气滞血瘀，使气血运行不畅，经络气血阻滞不通发生腰痛；或者先天体质虚弱，等等。从现代医学来讲，内科、外科、妇科、神经科等多种门类的疾病都可表现为腰背痛，多是肌肉、骨骼和内脏的疾病引起。因此，在发生腰痛时，也不要单一的认为是肾虚，而胡乱地吃一些进补药。

大约有几十种疾病的临床表现中都有腰痛的症状。腰是人体的顶梁柱，人体的头、颈、上肢和躯干的重量全部由腰部承担，日常生活、工作中人的姿态、负重、运动也都是以腰部为中心。腰部又是连接胸腔、腹腔、盆腔的中枢地带。因此，腰痛可以是这些结构中的组织、器官病理改变的表现。另外，腰部肌肉、韧带、脊柱以及神经系统的疾病和腹腔内脏器的疾病等也都可表现出腰痛。大致上，我们可以把腰背痛归纳为骨内和骨外两种病因。

（1）腰背疼的骨源因素

骨骼和肌肉以及周围组织的病变损伤是引起腰背痛的直接成因。在我们的背部有33块椎骨、30多块肌肉、数根韧带、很多关节和椎间盘，其中的任何一个环节出现问题，这个部位都会出现疼痛。引发腰背痛的常见骨内疾病有以下几种。

腰椎间盘突出

突出的椎间盘能压迫脊神经从而引起疼痛。起初表现为腰骶部疼痛，开始可能只是感到关节僵硬，弯腰系鞋带有些困难，慢慢它会跟着神经走形的方向延伸，向上发展累及到胸椎、颈部和头部，向下到臀部大腿后测、小腿和脚。这往往是由于重复的剧烈运动或背部突然负重而引起的。严重的患者，身体会呈弓状，痛苦难耐。

腰肌劳损

腰肌劳损是肌肉软组织出现无菌性炎症的一种疾病。由急性损伤导致的称为急性腰肌劳损，慢性劳累引起的称为慢性腰肌劳损。腰肌劳损患者腰背疼痛持续时间长，时轻时重，阴雨天和早晨起床后疼痛加重，过度劳累后也会加重，并伴有酸困无力。

脊椎炎

脊椎炎中最为典型的一种是僵直性脊椎炎。患者在早晨刚醒时感到腰酸背痛，或者两边交互发生的臀部深部疼痛。少数人也会出现胸部甚至脚底及脚后跟的肌腱疼痛，这让病人无法正常行走。时间久后，病情恶化病人常会渐渐感觉到腰部不但疼痛，连转身、弯腰都不那么自如，最糟的情况是整个人就像一根竹竿无法向任何方向扭转，同时背驼得越来越厉害。此病的发病原因还不是很清楚，大致与遗传、湿寒、自身免疫力以及内分泌有关。

骶髂关节结核

这种病的发病率很低，在儿童中很少见，多发生在15岁以上的青壮年，女性多于男性。患者在背部以及臀部出现放射性神经根痛，持续时间长，疼痛剧烈，一般的处理都不能使病痛缓解。后期大腿内侧出现冷脓肿，大腿变得弯曲不能直立。此类患者往往有结核病史。

脊椎肿瘤

多出现在青壮年男性中，与过重的体力负荷和超强度的体育运动有关。原发性的肿瘤比较少见，多为周围组织转移而来。患者初期会感觉腰部一侧或两侧有剧烈疼痛，疼痛随着肿瘤的增大加剧，呈间歇性，劳累后加重，如果肿瘤压迫到神经，会出现放射性疼痛。

腰肌纤维织炎

腰肌纤维织炎是发生在腰部肌腱、韧带、筋膜和肌肉的纤维组织病变。腰肌纤维织炎的发病原因很多，一般认为与疲劳、不良坐姿、外伤、受凉、代谢障碍和精神紧张等因素有关。通常会出现下腰部位疼痛，或者一侧或双侧腰肌酸痛，严重时会牵扯到臀部、骶尾部与大腿后部。久坐久立或者睡觉翻身时，都会加重疼痛，起床后会减轻。患者有时会出现腰肌痉挛或者僵硬，不能做正常的弯曲姿势，腰部不能自如活动。

腰椎间小关节综合征

腰臀部或一侧臀部疼痛或酸胀，并有大腿后方、小腿后外侧牵引痛，严重者臀部剧痛如刀割，行走、大小便或咳嗽等可加重疼痛。患者可能会跛行，腰部无明显畸形及压痛。患侧臀肌可萎缩松弛，其明显的是在梨状肌部位可触及束条状肌束，或梨状肌肌腹弥漫性肿胀，多有压痛。

（2）腰背痛之骨外原因

上面我们已经说了，腰部就像身体的交通中枢，承上启下，上连胸腔下达腹腔，所以，许多精神性的疾病和胸腹腔内器官的病变也会引起腰背痛。常见的疾病有如下几种：

肾与腰有着最密切的联系，这个我们都知道，在一开始也讲过，一般人腰疼就会误以为是肾虚。的确，腰痛是肾脏疾病的一个表征。肾炎、肾结石、肾脏结核、肾下垂和肾积水以及肾脏肿瘤都会伴有腰痛出现。如果在一侧腰腹部突然发生"刀割"一般的绞痛，并顺着输尿管的方向向下到下腹部、会阴和大腿内侧，疼痛时间时长时短，腰背部出现明显撞击样疼痛，这说明很可能患有肾结石。如果腰痛的同时伴有尿急、尿频者，可能患有肾炎。

胰腺位于胃的后面，与十二指肠相连，恰在腰的位置。胰腺的包膜很薄并且不完善，一旦发生病变，特别是胰腺的炎症或肿瘤，痛觉神经会传递给胸神经节，波及附近的组织和器官。此外，胰腺癌患者，特别是胰体或胰尾肿瘤，常有顽固难忍的腰背痛，只能靠坐位弯曲脊椎减轻痛苦。

有些中年女性时常感到腰痛，去医院又查不到病因，腰痛的同时也伴有失眠多梦、耳鸣心悸等症状，医学上称为焦虑性腰痛。患这种病的女性多性格忧虑，多愁善感，长期的心理焦虑，情绪异常，导致腰背部的肌肉出现特殊痉挛和非常收缩。既然焦虑是此病的根本诱因，那么摆脱焦虑就是去病的关键。患者只要有了乐观大度的心胸，比吃什么药都管用。

盆腔与腰相连，盆腔内的器官发生病变时也会在腰上有反应。例如，女性子宫位置后倾，子宫韧带就会受到拉扯，附近神经受到压迫产生痛感，可累及到腰部。患妇科炎症（盆腔炎、子宫内膜炎、卵巢炎等）时，如果没有及时治疗或者治疗不当，会在盆腔内发生粘连，引发腰疼。患生殖器肿瘤时，肿瘤增大牵扯韧带，压迫神经，会产生剧烈的腰痛。男性前列腺炎等生殖系统疾病时，腰痛的部位多在腰骶部。

此外胸膜炎，肺病以及十二指肠溃疡、肝胆疾病都会引起腰疼。胆结石病人开始先有中上腹或右上腹部疼痛，渐渐牵累到腰部产生钝痛，发病时疼痛剧烈，病人常常痛得打滚，大汗淋漓，面色苍白并伴有恶心呕吐等症状，但当结石退回胆囊或进入十二指肠后，疼痛可完全消失。

疼痛不是疾病，是一种多种疾病共有的症状。所以，我们要注意留心观察，不仅要留意痛的性质、持续时间、发作规律、程度、部位，还要注意其他的一些伴随症状，可以帮助医生作出正确的诊断。

第七章
身体的欲望

　　食欲与性欲及睡眠等都是人体与生俱来的本能，是人体最基本的需要，可以说是来自身体内部的"呼声"，因此这种呼声就尤为重要。我们知道饮食与人体健康密不可分，合理的膳食是健康的首要保障，越来越多的人们开始关注自己的饮食，平衡膳食的养生保健作用被提到了前所未有的高度。随着社会文明的进步，不少人也开始关注自己的性健康。关注身体的欲望，遵循身体的指引，是最朴素的养生之道。

一顿饭看出你的健康未来

民以食为天，一点都不错。吃是人的天性，无师自通，小孩子一生下来就会吃奶，什么都要学，唯独吃不用学。吃不只是为了享受，更是为了生存，俗话说："人是铁，饭是钢，一日不吃饿得慌。"孔子说："食色性也。"吃，与性一样，是人的一种本能欲望。如果这个欲望出了问题，人的身体也就不正常了。因此，吃不仅能维持身体的正常运转，透过吃，还能发现身体的异常状况。很简单的例子，比如说，在感冒发烧的时候，什么也不想吃，山珍海味也勾不起食欲，因为身体出问题了。

1. 食欲食量异常看疾病

那么我们应当如何去判断自己的饮食是否出了问题呢，我们不妨看看以下的文字，或许对你大有裨益。

我们知道，当消化系统功能和机体其余部分均处于正常状态时，食物的消化、吸收、排泄，能量的供给和消耗都是非常正常的，这样才能保持良好的食欲和一定的食量。当消化系统功能失常或出现代谢性疾病时，食欲和食量就会发生改变。因此观察食欲和食量的变化，对于判断消化系统疾病和代谢性疾病具有重要作用。

食欲不振

食欲不振在各个年龄段和各种人群中都是非常常见的。此时可能不想吃饭或者吃饭的欲望极小，我们把食量的减少称为食减。

食减常会伴有胃脘痞闷、腹部胀满、肢体困重、舌苔厚腻，多见于慢性浅表性胃炎。久病食少、腹胀、上腹不适、疼痛伴面色苍白、萎黄、形体消瘦、体倦乏力，多见于慢性萎缩性胃炎。食欲不正常并有腹胀，且多在食后加重，平卧时腹胀可减轻，并伴有恶心、胃痛等症状，这可能是患了胃下垂。食欲不振，伴有皮肤干燥，非凹陷性水肿（明显肿胀，但压之不凹陷），表情淡漠、嗜睡、性欲下降，应考虑甲状腺功能低下症。突然食欲减退，见食生厌，尤其是见了油腻食物就恶心，全身疲乏，腰酸无力，尿色深黄如浓茶，并见眼白发黄，可能是患了病毒性肝炎。进食大量油腻食物之后，出现食欲明显减退，并伴有腹胀、胸闷、阵发性腹痛等症状，则可能是消化不良造成的伤食。若食欲尚可，进食油腻食物后，出现右上腹疼痛，这可能是胆囊出了毛病。

厌食

厌食症为饮食失调症，其医学名称为神经性厌食。通常表现为厌恶食物。如病人于暴饮暴食后恶心、呕吐、厌食、腹胀、打嗝其气酸腐，多属急性单纯性胃炎。若厌恶闻食味、尤其厌食油腻饮食，伴有胁肋胀痛，口苦，身体困倦，皮肤发黄，白眼球黄染多为黄疸性肝炎。部分胃癌患者以厌食为最早症状。腻油食、伴恶心、呕吐，可稍有上腹不适，腹胀、腹痛。因此，对于老年人出现无明显诱因的厌食时，应高度警惕，及时就诊。另外，当前减肥日益流行中，许多女青年通过严控饮食甚至不进食以达到减肥的目的。若在此过程中出现厌食，应警惕患"厌食症"的可能性。食欲差，见食生厌，大便不正常，进食油腻食物就腹泻，这是消化不良的表现。

那么它会对我们有什么影响？由于长期过度节食，造成营养不良，因而影响生理变化，包括月经失调，甚或是停经等。一般常见的症状包括：皮肤变得粗糙干裂、体温下降、心跳缓慢、身体衰弱、脱水、脸色苍白、精神无法集中、焦虑或者忧郁、心脏功能变差，甚至还会晕倒。同时，由于患者体内缺乏脂肪，容易发冷、畏寒。病情严重的话，会导致心脏衰竭，甚至死亡。

厌食症的诊治必须视患者的病情而定，病情严重的话，必须入院接受心理医生、专科医生及营养师的观察与诊治，再配合行为治疗，让患者的体重渐渐回升。若是病情还不太严重，在心理医生的辅导下，也有可能康复。

值得注意的是，厌食症患者如果仍处于发育期，而器官已受到损坏，可能在病情好转之后，功能还无法恢复正常，会影响到生理发育和成长。

患者是否能康复，也必须视病人的意志力而定，疗程则因人而异，从几个月到几年不等。最重要的是，要尽早治疗，不要等到病情很严重才找医生。

值得一提的是，许多患者在患病初期都不愿意承认自己患上厌食症，而家人由于生活忙碌，或是不常在一起用餐，而忽略了病人的病情，等到发现问题时，往往病情已不轻。

饥不欲食

许多时候我们虽然有饥饿的感觉，但见到食物哪怕是自己平时很想吃的东西却提不起胃口来，这就是我们所要说的饥不欲食。它有下面几种表现：饥不欲食，但食后胃中胀满或干呕，这种情况多见于慢性萎缩性胃炎；病人似饥非饥，但欲食量却不多；还有就是似痛非痛，胃中酸辣不舒，常兼有嗳气、恶心、胃胀等症，这是俗称的"嘈杂症"，多见于胃和十二指肠溃疡。遇到饥不欲食，应该去医院就诊。

食欲亢进

顾名思义就是对食物有着特别强烈的欲望，而不管自己是否已经进食。患者食欲过于旺盛，食后不久即感饥饿，食量明显增多称为食欲亢进。食欲亢进常是以下疾病的信号：若患者食欲亢进伴多饮、多食、多尿，身体消瘦者，应考虑糖尿病。若患者食欲亢进伴消瘦、烦躁易怒、情绪激动、眼突手颤、大便次数多，怕热多汗者，多属于甲状腺功能亢进。由于外伤、炎症、肿瘤等损害人脑饱感中枢后，使其不能抑制进食，也会导致食欲亢进。因胰岛素分泌过多致使患者血糖低而感觉饥饿。如自感食欲旺盛，特别想吃东西，又老胖不起来，或者越来越胖，就应及时检查。绦虫病、钩虫病患者常会出现食欲特别旺盛的现象。

此外，食欲亢进还有可能是库欣综合征、吸收不良综合征的信号。生理性食欲亢进是因代谢旺盛而引起的，人在从事重体力劳动，或怀孕、分娩等情况下，体能消耗大，必须靠大量进食来补充，人体无异常表征。

2．饮食偏嗜看疾病

现代医学认为，不同食物含有人体所需的各种不同的营养物质。正常的饮食应该能够提供人体所需的各种营养物质，满足人体正常活动的需要。正常的人对营养的需求量因人而异，其食欲和所爱吃的食物也必有差异，如果所吃的食物与正常的同龄人有着显著差异，则应该考虑一下自己是否生病了，因为饮食与疾病无不相关，应该引起我们的重视。下面我们就来个"对症"吧。

嗜食异物

这里是指嗜食生米、泥土等非正常饮食的异物，而且还食多而饿厉，并伴有腹痛、腹泻，这多属肠道寄生虫病，尤多见于小儿。有些小儿喜欢吃塑料，有事没事就拿着塑料瓶子啃，可能是铅中毒的表现。

嗜好盐症

这种情况的人特别偏重于食咸味，这是由于肾上腺皮质功能减退造成的。因为体内钠离子随尿排出过多，导致患者为补充体内钠离子，而特别喜欢饮食咸食。

恶食酸物

出现这种情况的患者恶食酸味食物，食后则出现返酸、烧心，那么就应考虑消化性溃疡、慢性胃炎等疾病的发生。由于患者平素胃酸分泌偏多，进食酸味食物后胃中 P H 值会更低，从而导致患者不适。

恶食凉物

一般情况下，我们都会吃一些凉物，特别是随着气温的升高。但如果不分季节的特别喜欢寒凉食物，而食后有出现腹痛、腹泻，这说明身体对冷过敏，提示存在着胃肠道功能紊乱。

在我国医学中，认为不同脏腑的疾病，可以产生偏食某种味道的食物。例如患肝病的人喜欢嗜食酸性食物，而有心病的人则喜欢嗜食苦味，患脾病者喜嗜甜味，肺病者则喜嗜辛辣，肾病者喜嗜咸味。目前，我们对于酸性食物和碱性食物的研究比较热门。那么什么是酸性食物呢？所谓酸性食物是指含磷、硫、氮元素的食物，这些食物在体内可呈酸性反应。它包括我们每天食用的米、面、肉类、蛋类、白糖等都属于酸性食物。而碱性食物则刚好相反，日常生活中，我们常吃的蔬菜、水果、豆或豆制品、海藻类及茶、咖啡、牛奶等都属于碱性食物。

人在正常情况下，血液PH值在7.35～7.45之间，略微呈弱碱性。在这种弱碱性状况下，身体健康状况表现良好。当食用米、面、肉、蛋、鱼类等酸性物质过多时，血液酸化，PH值下降则可出现疲倦感，记忆力减退，思维能力下降，神经衰弱等症状，并可出现皮肤粗糙、粉刺等症。看来大鱼大肉并不是多多益善。因此，多食蔬菜、水果等碱性食物，使血液向弱碱方向转化，是目前消除疲劳、减少疾病的有效途径。

总之，当饮食量、食欲、饮食偏嗜出现异常时，多预示着疾病的存在。在一般情况下，老人或儿童食欲不振往往是大病初起的先兆，应提高警惕，密切观察。另外，观察食欲和食量的变化情况，亦可预测疾病的转归。一般说来，食欲好转，食量渐增，为胃气渐复，病情减轻；若食欲不振，食量减少，是脾胃功能衰退，病情转重。如果久病之人，本不能食，突然反而暴食，称为"除中"，是回光返照的一种表现，这兆示多属不良。应给予特别关注。

3．把吃进来的病吃出去

病是吃出来的，这个观点我们几乎已经达成了共识。虽然不是所有的病如此，但可以说70％以上的疾病都与饮食有着或多或少的关系。以糖尿病为例，这病与不良的饮食习惯有很密切的关系。患者一般都有暴饮暴食的历史，过量的食物使得胰岛素供不应求，久而久之，胰腺因不堪重负而疲惫不堪，自然就降低胰岛素的分泌量，即使在正常的饮食情况下，胰腺也不能分泌足够的消化酶。这样进入体内的食物不能被彻底消化吸收，身体各个脏器正常活动需要的营养素不能足额供给，导致内分泌系统紊乱，就发生了恶性循环，能量不够就想吃，吃了又消化不了，营养中的糖还是原来的糖被吸收到血液中，但不能被细胞利用只能让其排走，所以，糖尿病人的尿液中含有大量的原糖。其实，饮食习惯不好，最受罪的还是胃，几乎所有的胃病都是吃出来的。要还原一个健康的身体，还是要从饮食上入手，把吃进来的病再吃出去。

"合理膳食，均衡营养"这八个字很多人已经烂熟于心了，因为报纸上，书籍上，电视上天天都在宣传，大多数人也知道了病从口入的道理，开始关注饮食健康，明白了吃的健康比吃的好更重要。但为什么脂肪肝、冠心病、糖尿病等富贵病的发病率依然居高不下呢？据调查，目前我国已经成为严重的富贵病高发国家，糖尿病的患病率位居世界第二。年轻人中糖尿病患病率也在上升。血脂异常者接近1.6亿，高血压患病人数更接近2亿大关。如此惊人的数字，不得不让我们反思。其实问题的症结就在年轻人身上。我们不要再以为糖尿病只是老年人的事情了。那些患了病的老年人通常很注重自己的饮食健康，甚至到了小心翼翼的地步。而年轻人往往依仗年轻的资本，加上工作应酬的需要，想控都难控。

另外，家长们还要注意，看看家里是否也有一个营养过剩的小胖子。这些小胖子在不久的将来就是扩充这个恐怖数字的主力。有些家长生怕孩子营养不良，又担心寄宿制的孩子在学校吃不好，一回到家就给大鱼大肉的往肚子里塞，殊不知，塞进去的不是营养而是潜在的病。其实孩子所需要的营养很容易满足，没必要搞的那么紧张兮兮。那么，怎样吃才是合理的膳食结构呢？答案是食物要多样，营养要素要齐全，一日三餐搭配均衡，荤素搭配合理，饮食习惯要好，不偏食，不暴饮暴食。道理很简单，能做到的人很少。

离垃圾食品远一点

一、传统的膳食结构正在改变

我国传统的膳食结构以粮食为主，副食主要是新鲜食品，不作精细加工，糖果的食用量较少，茶为大众化的饮料，烹调食品大多使用素油。外国营养专家认为，我国传统的膳食结构是防止肥胖等富贵病发生的最佳膳食。但早在十几年前，有关调查已表明，国人的膳食结构发生了明显的变化。以上海为例：1992年，上海城乡居民粮食摄入量，比1982年减少了22%，而动物性食品消费却增加了1.5倍；人均日热量摄入达到2373千卡，脂肪提供的热量由1959年的9%上升到27%，高于世界的平均水平。

随着医学科学的发展，人们对疾病的发生发展有了进一步的了解和认识，提出应该把成年人慢性疾病，如心血管疾病、糖尿病、癌症等的预防放在儿童青少年时期，但在我国这一问题还远未得到重视。

二、"垃圾食品"让人上瘾

一提到"垃圾食物"很多人直觉会联想到汉堡、薯条、炸鸡、比萨、可乐等食物，其实并非如此，垃圾食物真正的定义指的是仅仅提供一些热量，别无其他营养素的食物，或是提供超过人体需求，变成多余成分的食品，如罐头与酱菜中的盐分常常会造成过多的钠滞留体内，成为多余的垃圾。那么，生活中有哪些垃圾食物呢？

1. 腌制类食品

代表：酸菜、咸菜、咸蛋、咸肉……

垃圾标签：

（1）含三大致癌物之一：亚硝酸盐。

（2）在腌制过程中容易滋生微生物。

（3）影响黏膜系统，易得溃疡和发炎，对肠胃有害。

这类食物含有大量的盐，腌制中就会产生亚硝酸盐，而亚硝酸盐进入人体后又会形成亚硝胺，这是一种很强的致癌物质。腌制食物在腌制过程中，常被微生物污染，易造成口腔溃疡、鼻咽炎，对肠胃有害，多盐还易造成高血压。

2. 油炸类食物

代表：油条、油饼、薯片……

垃圾标签：

（1）导致心血管疾病的元凶。

（2）含致癌物质：丙烯酰胺（2级污染，接近汽车排放的废气）。

（3）高温过程破坏维生素，使蛋白质变性，煎焦的鱼皮中含有苯并芘，油条中含有对人体有害的物质——明矾。明矾是一种含铝的无机物，被人体吸收后会对大脑及神经细胞产生毒害，使记忆力减退、抑郁和烦躁，导致心血管疾病。油炸食品中的油在反复使用过程中会生成过氧化脂致癌物。

3. 加工肉类食品

代表：熏肉、腊肉、肉干、鱼干、香肠……

垃圾标签：

（1）盐多导致高血压、鼻咽癌、肾脏负担过重。

（2）含大量防腐剂、增色剂等添加剂，过多食用对肝脏造成损伤。

4.汽水、可乐类饮料

代表：汽水、可乐……

垃圾标签：

（1）含磷酸、碳酸：带去人体中大量的钙。

（2）含糖量过高，喝后有饱胀感，影响正餐。

汽水是一种由香料、色素、二氧化碳水合成的饮品，含大量碳酸，会带走体内大量的钙。

5.方便类食品

代表：方便面、方便米粉……

垃圾标签：

（1）盐分过高、含防腐剂、香精，易损伤肝脏。

（2）只有热量，没有营养。

方便类食品营养素过于单调，对微量元素的摄取明显不足，造成营养不均衡。调包中味精、盐过多；蔬菜包几乎没有任何营养；含防腐剂。除了可以充饥之外，几乎没有什么营养作用。

6.罐头类食品

代表：水果、鱼、肉等类的罐头食品……

垃圾标签：

（1）破坏维生素，使蛋白质变性。

（2）热量过多，营养成分低。

（3）与铝锡接触受污染、易患老年痴呆症。

罐头加工中维生素几乎完全破坏，含糖、盐过高，热量过多，营养低。

7. 话梅、蜜饯类食品

代表：果脯、话梅、蜜饯……

垃圾标签：

（1）含亚硝酸盐。

（2）盐分过高，含防腐剂、香精——损伤肝脏。

加工过程中，水果中所含维生素C完全破坏；除了热量外，几乎没有其他营养。添加大量香精、防腐剂，对健康不利。话梅含盐过高，长期摄入会诱发高血压。

8. 冷冻甜品类食品

代表：冰淇淋、冰棒……

垃圾标签：

（1）含奶油极易引起肥胖。

（2）糖量和脂肪量过高，易引起肥胖；影响正餐，造成营养不均衡。

9. 烧烤类食品

代表：羊肉串、铁板烧……

垃圾标签：

（1）含大量"三苯四丙吡"——三大致癌物质之首。

（2）导致蛋白质碳化变性。

烤肉串中含有三苯四丙吡，这种化合物随食物进入胃后，与胃粘膜接触，构成胃癌发病的危险因素。熏烤肉食时，很多加工条件及环境限制，肉串不熟，细菌、寄生虫过多，会加重肝脏负担。

除了这些，很多人可能还不知道，传统小吃就有不少垃圾食物的存在，如：常在路边可以看到的葱油饼、奶油饼，早餐常吃的油条、烧饼，或是许多人通宵熬夜会吃的泡面。这些东西都是只含有油脂与面粉，没有其他太多的营养素，只纯粹提供了热量，都是地道的中国口味的垃圾食物。

至于一般人常视为垃圾食物的汉堡、炸鸡、比萨、热狗这些食物虽然也有较高的热量，但充其量只能当作是高热量食物。就拿汉堡为例，因为汉堡里面还加了其他食品如乳酪中还含有较高的蛋白质与钙质，肉也提供蛋白质与维生素B_1、B_2，还有莴苣也含有丰富的水溶性的维生素C与B群，只是比起它所提供的热量来说营养成分稍嫌不足罢了；炸鸡则是皮上裹了厚厚的面糊下去炸，所以油份与热量超高，虽然有肉的蛋白质与维生素B_1、B_2，但缺乏蔬菜的纤维素与其他水溶性维生素。这个讯息或许又给了许多爱吃汉堡的小朋友一个合理化的借口了，可是不要忘了可乐、汽水、含糖饮料可是地地道道的垃圾食品哦！也是导致小孩肥胖的主因，因为市面上充斥着许多含糖或是加味的饮料，使得现在的小朋友大多养成无法接受只喝淡而无味的白开水的习惯，或是用瓶装果汁取代新鲜水果的饮食习惯。

过去很多人把小学生的肥胖与慢性病的日渐年轻化，归咎为国人饮食的西化，尤其是汉堡、薯条等速成食品几乎占领了小朋友们的肠胃。但事实上其他的饮料、零食、糖果等，恐怕影响力会来得比汉堡、薯条还严重些。

垃圾食物并不是不能吃，偶尔放任一下自己的口欲，吃一些休闲零嘴或是快餐，当然无所谓啦！但要懂得平衡一下自己的营养素与热量，如果上一餐吃的食物较油、热量较高，下一餐就尽量选用水煮或是清蒸的方式料理，或是多加些蔬菜水果，来平衡油脂、增加维生素的摄取，懂得自己均衡调配饮食，就不用担心垃圾食物对身体健康造成不良的影响了。

在我们日常所接触的食物中，没有哪一种可以称得上是蛋白质、脂肪、碳水化合物、维生素、矿物元素及膳食纤维素的含量齐全，搭配合理，因此无论高热量还是低热量的食物，单一、大量地食用都对人体有害。可是多数人都偏爱那些高热量、高脂肪、高糖的食品，比如汉堡、薯条、炸鸡翅、烤肠等，很少有人爱吃淡而无味的低脂食品。对此，有关专家指出，"三高"食物通常口味较重，对人的味觉产生刺激，而人的味觉一旦接受了这种美味的刺激后就会上瘾，很难再拒绝食欲的诱惑。另外，专家还提醒说，"垃圾食品"使人上瘾是因为某些油炸或加工食品中含有很多香料、色素、调味剂、膨化剂等人工添加剂，这些化学制剂使食物在颜色、味道、外观上对人产生巨大的诱惑，令人难以抗拒。还有些不法商贩在食物中加入使人上瘾的药物，这些药物会影响人体的中枢神经系统，使人产生依赖，以此让消费者对这些食物难以割舍。

三、"垃圾食品"对儿童影响极大

要特别提出的是，"垃圾食品"对儿童的危害已经开始引起全世界的关注。试验证明，大量食用"垃圾食品"对儿童的智力、身高发育会产生很大影响。高脂饮食造成儿童肥胖，肥胖影响激素代谢，尤其是用于代谢血糖的胰岛素，如果胰岛素分泌过少会抑制蛋白质合成，这对儿童的生长发育极为不利。一份有关部门的抽样调查显示，上海市66％的孩子身高不理想。专家披露，不加控制地食用汉堡、炸鸡、炸薯条等快餐食品以及虾片等儿童爱吃的膨化小食品，是影响孩子身高的重要因素，还会导致儿童性早熟。另外，过量食用这些食物还会影响儿童的智力发育。专家指出，肥胖儿童体内脂肪过多，会对神经细胞产生影响，损害孩子正在发育的神经通道，对孩子的智力发育造成伤害。

据说，英国将通过法律，禁止电视台在儿童节目中播出"垃圾食品"的广告。同时，那些"不健康"食品也必须在包装上打上醒目的标志，以阻止英国人的肥胖趋势，一些人甚至在快餐店门口"站岗"，劝阻他人进店消费；在美国，很多美国人在反思快餐文化给他们的生活和身体带来的负面影响，呼吁国人不要再沉湎于快餐店。

在中国，肥胖、糖尿病、高血脂等众多由不良饮食习惯导致的疾病也正在迅速蔓延，而远离"垃圾食品"，保持科学、均衡的饮食习惯，是减少这些疾病的根本。

食品专家奉劝，所有珍惜健康的人应该远离"垃圾食品"，尤其是那些被专家称为不折不扣的"垃圾食品"，如油炸、膨化食品，腌制食品，可长期保存的肉肠类食品等。这类多油脂的食物增加了不易消化的因素，往往要在胃肠道里呆很长时间，是造成便秘的主要因素，并促使血液超量流入并滞留胃肠道，促使体液酸性化，严重破坏生命资源健康配置原则，带来肥胖、糖尿病、高血压、高血脂、心脏病等富贵病。

"垃圾食品"的共同特点是能产生很高的热量。据测定，100克炸土豆片所产生的热量，相当于一个儿童一天所需热量的一半，一个三层的汉堡包可以满足儿童全天的热量。一杯可乐的热量必须散步2个小时才能消耗掉，吃100克爆米花必须擦2小时地板才能消耗掉热量。

事实上，大部分的饼干、蛋糕等都含有高脂肪和糖分，多吃容易发胖，并增加患心脏病的机会。此外像薯条和虾片等油炸食品，其中的饱和脂肪对身体危害也不小，多吃后会增加成年后得心脏病、高血压和糖尿病的机会。为此，提醒朋友们，少吃汉堡包、比萨饼，多吃水果、蔬菜和谷物，远离"垃圾食品"，养成饮食的好习惯。

医学博士建议：世界卫生组织公布的最佳食品榜

最佳水果：依次是木瓜，草莓，橘子，柑子，猕猴桃，芒果，杏，柿子和西瓜。

最佳蔬菜：红薯，既含丰富维生素，又是抗癌能手，为所有蔬菜之首；其次是芦笋，卷心菜，花椰菜，芹菜，茄子，甜菜，胡萝卜，荠菜，苤兰菜，金针菇，雪里红，大白菜。

最佳肉食：鹅鸭肉化学结构接近橄榄油，有益于心脏；鸡肉则被称为蛋白质的最佳来源。

最佳护脑食物：菠菜，韭菜，南瓜，葱，椰菜，菜椒，豌豆，番茄，胡萝卜，小青菜，蒜苗，芹菜等蔬菜，核桃，花生，开心果，腰果，松子，杏仁，大豆等食物以及糙米饭，猪肝等。

最佳汤食：鸡汤最优，特别是母鸡汤，有防治感冒、支气管炎的作用，尤其适于冬春季饮用。

最佳食油：玉米油、米糠油、芝麻油等尤佳，植物油与动物油按1：0.5的比例调配食用更好。

是什么在操纵你的性欲

一、性欲的预报作用

每一个健康的成年人都会有性的欲望，什么是性欲呢？我们先来大体了解一下。性欲通常是指的个体渴望与异性发生性交或者肉体接触的兴趣和愿望。人到了一定的年龄，都会随着正常的生理心理发育而产生性欲，这是人的一种自然反应。性欲是一个人正常的生理需要，就像饿了要吃饭，渴了要喝水一样平常。但是由于千百年来的传统教育让我们谈性色变，甚至对自己性健康问题都讳莫如深，视而不见。这样不但影响了自己的生活质量，甚至对健康也是一种很大的危害。

性欲是医学中的一个重要范畴，中医在很早之前已经开始对其进行研究。古代的《素女经》《玉女经》等著作都是关于房中之事的专著。中医认为，和谐的性生活是阴阳协调的体现，性欲和五脏的状况都极为相关，性欲反映着脏腑的盛衰，故性欲异常是人体脏腑功能异常的征兆之一，对内脏疾患有一定的预报意义。其中性欲与肾的关系最为密切，肾气充盛者发育正常，生殖旺盛，性欲自然；而肾气衰弱者，发育迟缓，生殖力弱，性欲淡漠。此外，肝脏的健康在性欲上也有体现，中医讲肝主疏泄，肾主蛰藏，肝肾合司精窍的启闭。又肝之合为筋，故宗筋阴器的挺纵受用于肝。因此，性欲及性能力的正常也能够反应出肝肾功能是否强健。

按照现代医学理论，性欲的发生与两性的生理基础密切相关：其一是由性激素、性腺所构成的性内分泌系统，它维持两性性欲的基本张力和兴奋性；其二是由大脑皮质、脊髓性兴奋中枢和性感区及传导神经组成的神经系统，它们保证机体对环境的及时有效的反应能力。也就是说性欲受体内激素水平的影响，也受神经系统的控制，因此，性欲的强弱和正常与否，除了能反应生殖系统本身的疾病外，也可以反映出全身的疾病以及心理状况，尤其对内分泌和神经系统有很好的预报作用。

性欲异常一般是内分泌疾病的重要征兆。内分泌系统是人体重要的调节系统，它通过激素调节机体，性腺功能紊乱可导致性激素水平紊乱，促性腺激素分泌过多或减少而致性欲失常。影响促性腺激素分泌的内分泌，除性腺本身外，还与脑垂体、甲状腺、肾上腺、胰腺、前列腺等密切相关。这些内分泌的失常，可使脑垂体促性腺激素分泌增多或减少，从而使性欲发生亢进或减弱。因此性欲的变化是对上述内分泌疾病的重要预报，往往是许多内分泌疾病的早期信号。

此外，由于内分泌与神经系统的密切关联，性欲亢进和减退，甚至异常，也是精神性疾病的常见信号之一。如抑郁型精神分裂症、感染中毒性精神病、神经症、变态人格，都常出现性欲减退、癔病，甚至出现性厌恶或性恐惧。而性欲增强则见于躁狂症、精神分裂症，

二、常见的性欲异常

性欲的高低因个体而差异很大，即使是同一个人在不同的时期和不同的年龄阶段也会表现出很大的差异，诸如年龄、精神状态、身体健康状况、生活条件、夫妻感情甚至工作的性质都会影响到一个人的性欲。性欲是否正常不能用一个具体的数字去衡量，但如果有后面几种表现，可视为性欲异常。一是性冷淡，医学上用一个中性的词"性欲低下"来表述。二是性欲减退，也就是说以前性欲正常，忽然间出现性欲低下，甚至可能性厌恶，它是性欲冷淡的延伸，是由没感觉到了对性事的极度厌恶。三是性功能障碍，如阳痿与早泄。四是性欲亢进，也就是不管在何种情形下对性都保持着旺盛的欲望，对性欲的愿望过分强烈，正好是性冷淡的反面，一般发

生在青春期和成年早期。

1. 性冷淡

性冷淡也就是对性不感兴趣。不敢兴趣到什么程度才算是冷淡了呢？这是个概念性的问题，目前也没有一个明确的标准规定成人一个月过不足多少次性生活就算性冷淡。这不是以次数来衡量的，问题的关键在于对于性生活是不是出于自愿。如果在另一方的要求下，为了照顾对方的情绪才勉强进行性生活，就算是性冷淡了。

中医认为性欲低下是肾阳虚衰、命火不足的表现。这是从生理上来讲的，其实性欲低下的成因很复杂，可能是生理因素，也可能是心理原因，或许也是器质性疾病破坏了激发性欲产生的原动力。

女性的性冷淡比例比男性高，除了生理构造的差异之外，更多的是心理的因素。东方文化自古至今过多的强调女性守身节欲，主动的表达性被看作是不正经的行为，会被人唾弃。在这种压抑的性文化中成长起来的中国女性，难免对性有一种"敬而远之"的心态。都说女人因爱而性，如果夫妻间感情出现了问题，要想拥有和谐的性生活对于女性而言是身心分离的。男性也不见得就一定保持旺盛的"性情"，男性出现性冷淡，除了疾病的因素之外，还可能是生活压力过大，身体过度疲劳所致，人的精力毕竟是很有限的。即便是身强力壮的男子汉为了"性"福，也要适当的休息。手不离烟口不离酒的男性也要注意，烟酒可能会剥夺享受"性"福的权力。因为烟中的尼古丁和酒中的酒精，被身体吸收以后，会抑制雄激素的分泌，使性功能降低，以致出现性冷淡。

夫妻双方无论哪一方有性冷淡的倾向，都不要相互埋怨，而是要敞开心扉多多沟通，打开了心结，性生活也就顺畅了。原发的性冷淡比较少见，心理原因居多，找到心理的症结，才能恢复正常性欲。疾病引起的继发性性冷淡，一般会出现勃起和射精障碍。

2. 性欲减退

如果说性冷淡在很大程度上是观念的原因，那么性欲减退就应该是一个值得重视的信号。性欲的减退是一个过程，一个从高到低，从正常到不正常的过程，发展的结果是性冷淡甚至性厌恶。

性欲减退也不外是功能性和器质性两大类原因。功能性的原因主要根源在大脑。最常见的是中枢抑制，也即大脑皮层的功能受到了抑制，大脑对接受到的性信号变得麻木，产生不了兴奋。这是因为大脑的兴奋度就像一个水池，如果排水孔多了，分流了大脑的兴奋，流量就会减少。像有的人工作紧张，忙于事业，或者受到其他事情的困扰，情绪不稳定，心思不在这上面，当然就不会对性有兴奋感。有些人心思可能在这里，但是由于以前有失败的性经验，在关键时刻难免会紧张，自信心不足，久而久之，就没有"性"趣了。功能性性欲降低的另外一个原因是脊髓功能紊乱。我们知道脊髓的两侧有很多神经，它本身就是脑和神经交互信号的中间通道。如果过度纵欲、长期手淫会使脊髓性中枢的敏感度降低，甚至麻木，导致性欲下降。当然，人体的各种生理功能在35岁时大多已经达到巅峰，之后就会呈现下降趋势，生理功能的衰退出现的性欲下降是自然现象。不过这种下降也是因人而异的，有些人在六七十岁的时候还能保持正常的性欲和性生活，看自己的性欲是否下降，主要进行自身的前后比较，不要拿别人做标准。

性功能减退的另一个值得重视的原因是器质性的病变，与导致性冷淡的疾病大体相同，在这里一并介绍。最常见的有以下几类。

性器官发生疾病：性器官能分泌雄性激素，使人产生性欲，性器官发生性欲后雄性激素分泌减少，性欲便降低了，性器官常见的疾病有睾丸炎、附睾炎等，发现后应及早治疗，防止引起生育障碍。

神经精神疾病：性欲受神经系统的支配，如果神经系统发生疾病，便会丧失对性生活的兴趣，引起性冷漠，常见的这类疾病有神经衰弱、抑郁症。

内分泌系统疾病：人的性欲和内分泌系统的关系极为密切，内分泌系统分泌的各种激素，能调节人的性机能，内分泌系统发生疾病后性激素分泌得少了，人的性欲就会降低，甚至发生性冷淡。常见的这类病有甲状腺功能低下、肾上腺皮质功能不全、脑垂体功能障碍等。但不要以为所有的激素水平偏低，肾上腺皮质功能亢进、甲状腺功能亢进及肢端肥大症等激素水平偏高的患者也同样会出现性欲低下。与激素水平偏低引起的性欲低下不同点在于，激素水平偏高者，大多性欲亢进之后转而低下。

肝脏疾病：肝脏参与人体激素的代谢，当肝脏有病肝功能受损时，可使男人体内的雄激素降低，雌激素相对升高，甚至使男子女性化，男子的性欲自然减退。常见的这类病有肝炎、肝硬化、肝癌等。

性欲减退也是糖尿病的较早信号：在男性糖尿病患者中，阳痿的发生率占1/2以上。现代医学认为产生机制主要是由于糖尿病性神经病变引起，有的认为是糖尿病性微血管病累及阴茎海绵体的血管网所致，属器质性病变。因此糖尿病导致的阳痿颇为顽固，当代谢呈负性平衡时，阳痿的严重程度则更趋于加重。女性糖尿病患者，性高潮丧失是其主要征兆。

3．性功能障碍

性功能障碍的人与性欲低下和减退不同，患者大多性欲正常，如同一个士兵，有冲锋陷阵的愿望，手里面却没有好的武器，简单的讲就是勃起和射精出现障碍，最常见的表现就是阳痿和早泄。

阳痿是男性最常见的性功能障碍，是指阴茎不能勃起或勃起不坚，不能进入阴道进行性交的一种病证。如果从没有出现过阴茎勃起，则称为原发性阳痿，这种情况很少见，一般为器质性病变引起的。大多数阳痿都是继发性的，也就是说曾经有正常勃起的经历。与器质性病变导致的勃起障碍的显著不同在于，在不进行性交的时候可以正常勃起，例如在夜间睡觉的时候，或者在接受其他性刺激时也能勃起。如果是器质性的病变，通常在任何情况下都不能勃起，或者勃起不坚，并且随着病情的加重而越发严重。

早泄是另一种常见的性功能障碍。医学上并没有给出一个确切的解释，定义怎样就是早泄。一般而言，如果男性在接触女性生殖器之前或者接触时间少于两分钟可视为早泄。

早泄只有在经历了性生活之后才能判断，没有经历性生活的年轻人可能发现自己在手淫的时候射精很快，就担心自己早泄，这是没有必要的。毕竟性交的刺激和手淫的刺激差别很大，每个人的方式又不同。所以只有经过性生活后才能明确是否是早泄。

并不是所有的早泄都是病理性的。有些没有性经验的年轻人甚至在拥抱和亲吻这种简单的性刺激下就出现射精，这是大脑性中枢过度亢奋的表现，只能说明他太敏感了，是比较典型的"一触即发"。属于这种情况的人经过一段时间的性生活后会慢慢好转。除此之外，很多人也会因为紧张或过度兴奋而早泄，这些都不是病态的。

病理性的早泄与过度手淫有关。过度手淫或过度射精，前列腺的尿道和射精管接合处会产生损伤，通常导致早泄。某些疾病，例如阴茎系带过短、包皮过长、包皮垢的刺激等均可引起早泄。

4. 性欲亢进

性欲亢进又称性欲过盛，是以对性行为要求过于强烈为主要特征的疾病。一般来说，新婚或久别重逢，男性对性生活要求特别强烈，频繁的房事不足为奇。未婚青年本身缺性知识、性体验，对外界性刺激易引起性兴奋，也不属于病态。但若既不是新婚，也不是两地分居重逢，性欲却一直特别旺盛，整天沉湎于性冲动之中不管白天和黑夜均有性交要求，有时每天要求多次性交，而且对性交时间也要求较长，否则性欲仍得不到满足，当属性欲亢进。

中医中也有对性欲亢进的表述，称为阳事易举，病位在心、肝、肾，是心、肝、肾有火的信号，是阴虚不能制阳、肝被火气侵扰的征象。在正常情况下，青壮年男性每周自发性欲只有2～3次。而女性则较少，一般情况下，女性在每一个28天的月经周期中，都有两次性欲望高潮期。当人到了40岁以后，性激素分泌水平下降，每周性兴奋一般会降低到1～2次，如果每周超过2次即有虚性亢奋的可能，这就提示肾阴虚，相火过旺，火扰精室。另外，劳神太过，心阴暗耗，也能导致性欲亢奋。还有就是脑力过度，睡眠欠佳，日久心烦难眠，欲火频起，性欲也可能亢奋，以致失精加失眠使虚火更炽，因此须注意性欲过亢常为脑力劳动超负荷的信号，脑力劳动者对此尤其需要注意。

现代医学认为性欲亢进常与内分泌疾病和神经疾病有关。神经和与性有关的内分泌腺-性激素轴的作用，是维持人的性功能的关键。如果其中某一环节发生病变，都会导致性功能异常。内分泌疾病，如由激素水平的偏高引起的肢端肥大症、肾上腺皮质功能亢进及甲状腺功能亢进等疾病的早期症状常常表现为性欲亢进。此外，性欲亢进对肿瘤的预报也有重要意义，尤其是生殖器官肿瘤，如卵巢、输卵管肿瘤、乳腺肿瘤、子宫肌瘤，由于雌激素水平的升高，无论良、恶性肿瘤皆可很早出现性欲增强的现象。男性前列腺肿瘤、睾丸肿瘤、雄激素水平过高，也导致性欲亢进。此外，肺癌、胰腺癌等，可以因分泌异位的促肾上腺激素，而使激素水平升高，导致性欲增强。精神性的疾病，是由于精神失调引起大脑对性兴奋的抑制能力下降而出现性亢进，例如狂躁症、更年期精神病等。

此外，还须提及，老年人性欲突然亢进是不祥之兆，如我国古代的医著《千金方》记载一位七十多岁的老年人，大白天的忽然来了性欲，于是就央求他的老伴同房，老太太勉强同意了，结果晚上他就生病死了。

出现性欲亢进的人需要进行必要的检查，以排除内分泌失调疾病及神经、精神性疾病。如果是疾病的原因，应积极治疗去除病因。如排除上述情况后，可以安排心理治疗，应该帮助病人对疾病正确认识，争取积极配合治疗，要加强自我意志的控制，理解伴侣的处境，可以暂时分居及尽量减少性的信息的刺激，培养其他兴趣，多参加户外活动及体育运动，把注意力转移到工作和学习上，这会取得良好的效果。

三、是它们偷走了性欲

许多人在为自己或爱人的性欲减退而苦恼的时候，总是选择默默地忍受，也不愿去正视惨淡的性生活。这不但影响了夫妻生活的质量，也会间接破坏夫妻间的感情。有些性欲减退并不是疾病引起的，在前面我们也零零散散的提到，这里再系统地归纳一下，希望可以给那些被难言的性生活折磨的朋友一点帮助。

1. 不良情绪

人在情绪不佳时，性欲容易暂时减退，尤其是在极度悲伤、恐怖、愤慨、忧愁、消沉和绝望等恶劣情绪下，性欲会受到显著影响，甚至可能完全丧失。而随着不良情绪的消退，性欲也会随之恢复，但一般说来其恢复的时间要比不良情绪消退慢一些。比如，一个人被严重惊吓之后，需一周后性欲才能逐渐恢复到平时水平。鉴于此，在爱人情绪不佳时，首要的问题是帮助他（她）消除不良情绪，做好心理保健，这个时候不应过性生活，以免造成刺激。即使爱人勉强应付，非但激不起快感，还容易导致性冷漠的加剧，并且会损害夫妻感情，贻害无穷。

2. 人体的营养

营养是性爱的物质基础。举个例子来说，过去的许多中老年人都有这样的体验：二十世纪六十年代的三年严重自然灾害期间，人们普遍营养不良，造成大多数男子性功能下降，女子闭经。研究结果表明，营养物质特别是其中的蛋白质和锌等重要微量元素的缺乏，可能引起性功能减退，对男子影响尤甚。相反，充足、齐全的营养，特别是多吃些富含优质蛋白、多种维生素和锌的食物，可维护性功能的正常水平。不过，也应注意，营养过盛会引起肥胖，而重度肥胖则容易发生性欲减退。

3. 喜嗜烟酒

不要小看吸烟，长期大量吸烟与不吸烟者相比，更容易引起阳痿。有人调查过440名阳痿患者，吸烟者竟然占到60%。长期嗜酒也可使性功能减退，性欲大大下降。据研究，慢性酒精中毒的男性，性功能减退高达50%，女性为25%。大量饮酒可引起全身血管扩张，导致阴茎的血管血流量不足，勃起困难，即使勉强勃起也会很快射精，并使得再次勃起机会大为减少。女性酗酒易出现性功能紊乱，阴道分泌物减少，引起性交疼痛和快感缺乏，因而导致性欲下降。但烟和酒精对性功能的影响是可逆性的，戒除烟酒后大多数人性功能可逐渐恢复至正常水平。

4．长期大剂量服药

长期或大量服用某些药物，可致性功能减退，甚至可以引起男子阳痿和女子性冷漠，这在今天已经成了不争的事实。影响性功能的药物种类很多，其中主要并常见的有：利血平、萝芙木、心得安、氯丙嗪、普鲁苯辛和一些抗癌药物。较长时期接受放射治疗，也可导致性欲降低。这里尤其需要朋友们注意：吸毒带来的性欲减退是最严重的一种，所以告诫朋友们千万别沾染毒品。

5．居住条件

居住在杂乱无章、通风不良、过于拥挤的环境里，不仅会引起心绪不佳，而且由于室内新鲜空气不足，导致大脑供氧不足，而影响性功能，使性欲降低。特别是几代人同居一室，或与子女同睡一床，会形成无形的压力，容易引起性欲减退。当居住条件改善之后，这种减退可迅速恢复到正常。

6．季节、气温

据调查，在气温偏低的冬春季节，多数人性欲较强，尤其是春季被认为是求爱季节，而汗流浃背的夏季，性欲常暂时减弱。一部分妇女的性欲与月经周期关系密切，常在月经来潮前几天性欲增强，一部分则在来潮后一周左右较强，多数妇女在妊娠期间性欲有些减退。男子的性欲也有周期性变化，但多数不甚明显。

7．年龄

这是影响性欲的重要因素。一般情况下男子会在青春期之后性欲达到高峰时期，30～40岁时开始减弱，自50岁左右起，减弱明显，但多数能保持至70岁，甚至更长。女子的性欲到30～40岁时才达到高峰，绝经后逐渐减退，60岁左右开始显著减退。相当一部分青年妇女对性生活本身的要求并不那么强烈，甚至缺乏主动，这并不奇怪，她们的性欲需要丈夫去唤醒。

8．诱因、性生活史

性欲本身实际上是一种条件反射，除了内在原因（性激素作用）之外，外界的刺激也很重要。有人对居住在深山寺院里的僧尼做过测量，发现他们体内性激素水平比同龄的对照组偏低，其原因就是他们特殊的生活环境，周围很少有可引起性刺激的事物。因此，生活单调或很少与他人交往，从不看有关爱情的书刊和电影、电视，也不谈论有关话题，即缺乏性爱方面的诱发因素，性欲便受到抑制，处于较低水平。长期无性生活或性生活很少获得快感和满足者可使性欲降低，同时，过频的性生活也会导致性欲降低。

9．感情

夫妻感情与性欲的关系十分密切又相当微妙。这不奇怪，因为人类与其他动物不同，性欲的产生并不是单纯的生物本能，多由爱情所引发。因此，夫妻间感情出现障碍，特别是若已达到破裂的程度，对对方可产生厌烦心理，性欲大多减退。不仅如此，有些夫妻表面上风平浪静从不争吵，但内心互不信任，相互猜疑，耿耿于怀，这种貌合神离的夫妻因心情恶劣，也会引起性欲减弱。所以，夫妻间性生活和谐，源于夫妻间感情和谐。

10. 健康状况

健康状况对性欲的影响既重要又复杂。因为，只有身心健康的人才可能长期保持正常的性欲。但是，确实有一些患有较重疾病的患者，也和健康人一样保持着较强的性欲。所以，对这个问题，应该区别不同情况，做具体分析。

睡眠是健康的双刃剑

睡眠对于健康，就像一把双刃剑。古人早就说过：睡一个好觉，胜似吃一剂补药。适度的睡眠有益于身体健康，并且对于疾病的抵御和康复都有着很大的作用。另一方面，睡眠不足或者睡过头又会严重危害健康。很多疾病，尤其是一些现代病和慢性病，很大程度上都是由于睡眠不足而导致的。

一、睡眠，人体健康的保护伞

良好的睡眠对于我们的身体至关重要，所以在这里我们一定要对自己的睡眠质量引起足够的重视。那么，我们可以从哪些方面受益于良好的睡眠呢？

1. 消除疲劳，恢复体力

良好的睡眠是消除身体疲劳的主要方式之一。当我们在睡眠的时候，我们的胃、肠道及其他有关脏器，就会工作起来，合成并制造人体所必需的能量物质，以供我们日常活动时用。另外，由于体温、心率、血压也会随着我们一起休息而"休息"，呼吸及部分内分泌也相应地减少，使基础代谢率大大降低，从而使体力得到一定程度的恢复。

2．保护大脑，恢复精力

如果我们的睡眠严重不足，就会表现出烦躁、激动或精神萎靡等情绪，还会导致注意力涣散，记忆力减退等；长期缺少睡眠则会导致幻觉。而当我们保持了充足的睡眠，精力就会充沛，思维更加敏捷，办事效率也会相应的提高。这是因为大脑在睡眠状态下耗氧量会大大减少，有利于脑细胞能量的贮存。因此，睡眠有利于保护大脑，提高脑力。

3．增强免疫力，康复机体

人体在正常情况下，能对侵入的各种致病菌产生抗体，并通过免疫反应而将其清除和排出体外，起到保护人体健康的作用。睡眠会大大增强机体产生抗体的能力，从而有效增强机体的抵抗力；同时，睡眠还可以加快各组织器官自我康复的速度。现代临床医学中常把睡眠做为一种辅助治疗手段，用来帮助患者渡过最痛苦的时期，以利于疾病的康复。

4．促进生长发育

我们知道婴幼儿总是喜欢睡觉，这是因为睡眠与婴幼儿生长发育密切相关，婴幼儿在出生后相当长的时间内，大脑将会继续发育，这个过程就离不开睡眠；况且儿童的生长在睡眠状态下速度是最快的，因为睡眠期间，血浆生长激素可以连续数小时维持在较高水平，所以保证婴幼儿充足的睡眠，对促进其生长发育起着至关重要的作用。

5．延缓衰老，促进长寿

良好的睡眠和长寿无不相关。近年来，许多调查研究资料均表明，健康长寿的老年人均有一个良好而正常的睡眠。人的生命好似一个燃烧的火焰，而有规律燃烧则会使生命持久；若忽高忽低的燃烧则会使生命周期缩短，使人早夭或者早衰。睡眠的良好状况，恰似火焰燃烧最小的程度，因此能延缓衰老，保证生命的长久。

6. 保护人的心理健康

睡眠对于保护人的心理健康与维护人的正常心理活动都是很重要的。因为如果缺少必要时间的睡眠，就会出现注意力涣散，精神不集中。而长时间者则可造成不合理的思维缺失等异常情况。

7. 有利于皮肤美容

每个人都希望有一个漂亮的脸蛋，那就多多关注一下自己的睡眠吧。因为在睡眠过程中皮肤毛细血管循环增多，其分泌和清除过程加强，加快了皮肤的循环和再生，所以睡眠有益于皮肤的美容。

三、睡眠背后的隐忧

睡眠对人体的各个方面都有如此重要的意义，相反，如果睡眠不好，这些方面就会向相反的方向发展，可以想象情况该有多糟糕！睡眠不仅对人体有这么多的作用，从睡眠的情况和睡姿还可以透露一些疾病信息。

睡眠的过程就是大脑皮质由兴奋期转入抑制期并保持抑制的一个过程。人只有保持一定的睡眠时间才能保证清醒时有充沛的精力从事各项工作。反之，当出现神经病变和某些全身疾病时，由于影响了大脑皮质兴奋和抑制了转换过程和睡眠过程，即可出现失眠、嗜睡、多梦等症，这就为我们睡眠辨病提供了表象的依据。

1. 失眠

基本上我们每个人都遭受过失眠的痛苦，那么什么是失眠呢？失眠，一般情况下患者会表现为经常不易入睡，或睡醒不能再睡，或睡而不酣，易于惊醒，甚至彻夜不眠，均称为失眠。这是由于大脑皮质由兴奋转入抑制受阻碍而形成的。失眠按照成因可分为生理性和病理性两种。

我们先来看一下生理性失眠，生理性失眠是指由于某些生理原因使得个体入睡出现困难，但我们的身体并没有病态反应。常见的生理性失眠的原因有：入睡前喝浓茶、咖啡、酒等具有强烈刺激和兴奋作用的饮料，使大脑皮质处于并保持兴奋状态，从而导致不能迅速转入抑制而入睡困难。另外夜间朋友聚会、说笑，看情节紧张的小说、电影，或者思考问题，也会使大脑皮质处于兴奋状态，久久不能入眠或眠而不实。还有一种情况就是有些人在夜间锻炼，并且运动量过大，也会使整个机体处于兴奋状态，不易入睡。以上这些失眠都不属于病理状态，只要将这些诱因进行合理的疏散和解除，失眠的症状自然就会消失。

而病理性失眠就应该引起我们足够的重视了，它是指由于我们的机体全身或者局部病变而引起的失眠。常见的病理性失眠有以下几种：

入睡时间较长，或者无法入睡，伴情绪紧张、烦躁、易怒、易伤感、疲乏无力、脑力下降、注意力涣散或不持久、心慌、气急等症，出现这些症状显示我们有一定程度的神经衰弱。

绝经期前后女性也会经常睡不着觉，且常常感觉到心烦，月经也变得不那么规律了。出现这种情况要考虑更年期综合症的出现。

甲状腺功能亢进患者也会出现失眠的症状，除此之外还会突然间食欲大增却越来越瘦，烦躁，眼球渐渐突出。如果发现了这些迹象，应立即到医院检查，千万不要拖延。

大多数女性有这样的体验，每逢经期前后就会烦躁不安，彻夜不眠，甚至想与别人大打一架。医学上称这种情况为经行情志异常。经常出现这种情况就得靠自己调节，学习控制情绪，日常生活作息要规律，经期可听听音乐或喝喝药草茶来安抚情绪。如果有时间可以散散步。

失眠兼有胃脘闷、打呃、腹胀者，这个时候应考虑是否胃部疾患影响了我们的植物神经功能，从而导致失眠。中医称之为"胃不和则卧不安"。

失眠伴头晕、头胀痛、耳鸣、眼花等症，应考虑高血压病，应及时到医院就医检查。

老年人出现失眠，睡觉浅，容易惊醒，并出现记忆力减退和肢体麻木，行走困难，应考虑脑动脉硬化。

在实际生活中，许多患者失眠时常求治于中医，这是由于中医对失眠的治疗有独到之处，现将失眠的中医辨证阐述如下，以供读者参考。中医认为失眠主要是阳不入阴、神不守舍的病理表现。其病因主要有两方面。

一是阴血亏损，不能上荣以养心神，以致神不守舍而引起失眠。比如心血不足，心失所养，血不养神，常见的有心悸、失眠、多梦等症状，还有就是心肾阴虚，心火亢盛，心神被扰，这也可引起失眠，常表现为心烦不眠，并伴有耳鸣、潮热、盗汗等症状。

二是因痰火食积等邪气干扰所致失眠。如痰火扰心，则会心烦失虑，常常伴有面红气短、口渴难耐等症。又如食停胃腑、胃气不和，以致影响睡眠，常表现为睡中易醒，即所谓"胃不和则卧不安"。此外，由于年老而导致气血虚弱，阳不交阴，亦可引起失眠。

2. 嗜睡

与失眠恰恰相反，还有一种很特殊的情况，是嗜睡。这是一种很奇特的症状，患者不管在白天还是晚上睡意都很浓，不分时间、地点犯困，如与别人谈话、听报告、甚至与恋人谈情说爱时都会突然哈欠连天，侧身便睡。还有人在骑车时如遇睡病发作，车一放，倒地便睡……这种病多在青春期以后起病，年龄一般在15～25岁之间。

对于这样一种奇怪的病，在过去的很长一段时间医学界一直把它当成精神上的疾病而误诊。嗜睡多是疾病的表现，根据程度和伴随症状不同，来辨析相应的病因。

如果是突然发热、头痛、呕吐、嗜睡或烦躁不安，2～3天后逐渐加重，重者可昏迷，惊厥，这个时候应考虑流行性乙型脑炎。去医院做一下检查是必要的。

像骑着自行车就忽然躺下睡觉的人，患的是发作性嗜睡。发作性睡病患者是脑部器质性病变所致。正常人的大脑内会分泌一种名叫下丘脑分泌素的化学物质，它可以维持大脑清醒。如果缺少这种物质，就会经常犯困。

甲状腺功能低下者也会嗜睡。另外还有很多其他的症状表现，诸如表情淡漠、毛发脱落、食欲减退而体重增加、面色苍黄而浮肿。

以前有肺气肿，肺源性心脏病史的病人如果出现精神恍惚，犯困嗜睡的现象，甚至在吃饭和谈话的时候都控制不住自己的睡意，并伴有头昏、头痛、精神疲乏，双手不听使唤地哆嗦的时候，应警惕肺性脑病。

患者以前有慢性肾功能不全病史的，如果出现白天嗜睡而夜间失眠，并常伴随出现不安感，工作效率低下或计算频频错误，劳动后易疲劳，渐渐产生无力、呆板、记忆力减退、头重痛、恶心、呕吐、异味感、口渴、流涎、多汗、性欲减退、月经不调、肌力减退、腰痛、下肢痛、关节痛等症应警惕肾功能衰竭的危险。

有肝脏疾病的患者如果在白天嗜睡，夜晚失眠多梦并且出现性格改变，如成年病人做出孩子一样的动作，如扮鬼脸、眨眼睛、随地大小便等，应考虑是肝病诱发的肝性脑病。

如果患者出现衰弱无力、嗜睡与不宁，失眠交替出现，易激动、焦虑、不安或淡漠、忧郁、意志不能集中、清晨易饥饿、头痛、软弱、出汗、震颤、情绪不稳及违拗症等低血糖反应，则应考虑肾上腺皮质机能减退症。

临产后的妇女，产后出现白天嗜睡夜间失眠，淡漠、无力、过敏状态、记忆力减退，应考虑产后垂体前叶功能减退。

中医学认为嗜睡多因阳虚阴盛，或痰湿困滞所引起。如神疲欲睡、闭眼即睡、呼之即醒，或睡意不浓，朦胧迷糊，似睡非睡，似醒非醒者，是心肾阳虚所致；头目昏沉而嗜睡，或伴身体重，脘痞腹胀者，是脾虚湿盛，湿困脾阳，清阳不开所致。从临床来看，还有病后身热好眠者是余热未清，病后无热而好眠者是正气未复。特别是老年人困倦无力而嗜睡，是阳气虚弱，营血不足的表现。由于睡眠是大脑皮质从兴奋转入抑制的过程，所以睡眠异常还多由神经系统疾病或全身疾患影响大脑所致。在睡眠异常中尤其值得注意的是既往患有某些慢性疾病，如肝病、肾病、肺心病等，出现嗜睡时往往会使病情加重，影响到神经系统的反应，进一步发展则可能会出现昏睡、浅昏迷、深昏迷。因此当出现这些情况时，应及时到医院就诊，才不致于贻误病情。

医学博士建议：你留心观察宝宝的睡态了吗

正常情况下，小儿睡眠应该是安静、舒坦、头部微汗、呼吸均匀，有时小脸可以出现各种表情。但是，当孩子患病时，睡眠就会出现异常的改变。

（1）入睡后，小儿出现撩衣蹬被，并伴有两颧及口唇发红、口渴喜饮或手足心发热等症状，中医认为这是阴虚肺热所致。

（2）入睡后，小儿睡姿出现面朝下，屁股高抬，并伴有口腔溃疡、烦躁、惊恐不安等症状，中医认为是"心经热则伏卧"。这常常是小儿患各种急性热病后余热未净所致。

（3）入睡后，小儿翻来覆去，反复折腾，不停的活动。常伴有口臭气促、腹部胀满、口干、口唇发红、舌苔黄厚、大便干燥等症状。中医认为这是胃有宿食的缘故，治疗原则应以消食导滞为主。

（4）睡眠时，小儿哭闹不停，时常摇头，用手抓耳，有时还伴有发烧，可能是小儿患有外耳道炎、湿疹或是中耳炎。

（5）入睡后，小儿四肢抖动，一惊一乍，则多是白天过于疲劳或精神受了过强的刺激所引起，应引导其适度运动，切忌劳累。

（6）入睡后，小儿用手去搔抓屁股，而肛门周围又见有白线头样小虫爬动，可见于蛲虫病，建议应在医师的引导下吃一些排虫的药。

（7）熟睡时，特别是仰卧睡眠时，小儿鼾声不止，张口呼吸，这是因为增殖体、扁桃体肥大影响呼吸所致。

不良情绪可以杀人

众所周知，人是身体与心理的统一体。人的身体既有健康的时候，也有出现问题或疾病的时候，人的心理也是如此。由于人们对有关心理健康的知识了解较少，普遍重视身体健康，忽视心理健康；只知道身体会生病，不知道心理也会生病。其实，心理障碍和心理疾病在人群中是普遍存在的，它不仅影响我们的工作、学习和生活，而且同样影响我们的身体健康。

心理障碍是由不良刺激引起的心理异常现象，或正常心理活动中的某部分出现异常状态。有些是短暂的，有些是经常性的。例如临考前情绪过敏性紧张以及心理生理异常（心理紧张引起的生理异常），如尿频、出虚汗、低烧等，考完后一切恢复正常。

心理疾病是指在一定有害因素作用下，人的思维、情感和行为等发生失调或紊乱的一类疾病，是比心理障碍更严重的心理异常。例如抑郁症就是一种心理疾病，即对日常周围的事情不但不感兴趣，而且干什么都觉没劲；自觉脑子不好使，注意力不能集中；失眠早醒；自我评价过低，总爱自责，甚至反复出现活着没有意思、自杀的想法等。

既然心理和身体一样，也有异常的时候，那么，心理得病也就不足为奇了。目前，心理障碍像伤风感冒一样常见和多发，不必惊慌失措。及时寻求专业人员的帮助，就会康复。因为怕别人的议论而错过最佳的治疗时机，是愚昧无知的表现。现代人应该有现代人的新观念，寻求心理帮助不是软弱，更不是不光彩的事，而是心理成熟度高，有知识、有追求较高生活质量的表现。

心理疾病患者知多少

世界卫生组织（**WHO**）保守估计抑郁症在人群中的患病率为3%，有15%的抑郁症患者自杀身亡。**WHO**统计，目前全世界至少有5亿人患各类心理精神障碍，占人口的10%。据美国和新西兰报道，儿童抑郁症患病率为1.8%，14～16岁升至4.7%。上海全市精神疾病患病率为16.39‰，且逐年增加。我国目前有各种重型精神病人约1600万。有人预测20年内将成为全世界仅次于心脏病的第二大疾病，可见20年后，精神障碍将成为21世纪的流行病。

青少年为什么容易出现心理毛病？

（1）青少年对心理社会因素（心理打击、挫折和重大的事故等）普遍缺乏免疫力。一旦面对，由于心理准备不足或应对能力缺乏，就会出现手忙脚乱，不知所措，如果没有及时得到有效的指导和帮助，很可能造成心理健康的损害，出现心理的毛病。

（2）学校教育观念和教育体制存在问题。虽然学校大力提倡素质教育，但是由于师资缺乏与现行的考试制度，在有些学校，素质教育基本流于形式，还没有落到实处，因此学生缺乏自我心理保健意识，心理承受能力没有得到锻炼。

（3）家长缺乏心理健康意识。大多数家长不懂这方面的知识，即使懂也不具有识别心理问题的能力和治疗意识。

（4）社会对心理问题的看法有偏见。青少年处在成长的年纪，出现一些心理问题应该是很正常的，但是家长和社会对此很不接受，总认为是精神问题。即使是精神问题也没什么见不得人的，什么病都是人得的，何况青少年呢？一般是出了问题，不是视而不见，就是不重视。忽视寻求帮助，束手无策地等待，错过了最佳的调节期，待严重时又不知求助于医疗的哪个部门，贻误了最佳的治疗期，有时这种损失是终生的。

二、怎样才算心理健康

心理健康是一个常用但谁也说不清楚的概念，心理学工作者试图根据自己的理解对它进行解释，可谓"仁者见仁，智者见智"。不过不管用几条标准来概括说明这个概念都不矛盾，也不影响我们的理解。因为人的心理活动非常复杂。

（1）智力标准。智力正常是人正常生活的最基本的心理健康条件，良好的智力水平是一切社会人士学业成功、事业有成的心理基础。用IQ（智商）值来表示。智商≥90为正常，上不封顶，<70为智力落后。智力不正常的人心理不可能健康，但是IQ不能说明一个人的成就，IQ高也不能保证心理健康。

（2）情绪标准。情绪是指人对客观事物是否符合需要所产生的一种主观体验。情绪稳定，而且还得心情愉快才是情绪健康的标志，且情绪的变化应由适当的原因引起，还要与情绪反应的程度相适宜。

（3）意志标准。是指人自觉地确定活动目标，支配自己行动，克服重重困难，以实现预定的目标的心理过程。意志是成功做任何事情的阶梯，如果做事过于优柔寡断，或不计后果、草率等都是意志不健康的表现。

（4）社会适应标准。较好的社会适应性主要包括：具有较好适应自然环境的能力；能建立积极而和谐的人际关系，能适应周围的人际关系。人际关系既治病也致病，所以，和谐的人际关系是身心健康之必需的。处理和应付家庭、学校和社会生活的能力，如作出决定、解决问题、批判性思维、情绪控制、心理换位、人际沟通等。

（5）"理想的我"与"现实的我"基本相符。研究证明，不能有效地面对现实、处理与周围环境的关系是导致心理障碍、心理疾病的重要原因。所以要面对现实，把握现实，主动适应现实。

（6）心理活动特点应符合年龄、性别特点。人的一生要经历各个不同年龄阶段，每个年龄阶段都有该年龄阶段的特点。

（7）注意力集中度。注意力是一切活动取得成功的心理保证。如果一个人缺乏注意力集中和保持稳定的能力，就不能很好完成有目的的活动，如儿童多动症，成人的焦虑抑郁症等都会存在注意力问题。一般5～7岁可连续注意时间约为15分钟，7～10岁为20分钟，10～12岁为25分钟，12岁以上为30分钟，甚至更多。

（8）人格健全。心理健康的最终目标是使人保持人格的完整性。健康人格就是宽容、悦纳、善待他人，不斤斤计较、怨天尤人、百般挑剔，而是要有自知之明，能正确评价自我。即有正确的人生观和价值观。

（9）在不违背大家的利益的前提下，有限度地发挥自己的独特的个性特征。

（10）在不违背社会伦理道德规范和法规的情况下，对个人的基本需求能做恰当的满足。

二、心理异常有哪些种类

人类精神活动是有机的、协调的统一体。从接受外界刺激，一直到做出反应，是一系列相互联系不可分割的活动。精神活动包括感觉、知觉、记忆、思维、情绪、注意、意志、智力、性格、意识等，其中任何一方面的异常都可引起精神活动障碍，均可表现为精神异常。最常见的精神障碍有焦虑、恐怖、幻觉、妄想、兴奋、抑郁、智力低下，品行障碍及不能适应社会环境等。

心理异常的表现可以是严重的，也可以是轻微的。据WHO的估计，在同一时刻里，几乎可有20%～30%的人有不同程度的心理异常。心理异常的表现是多种多样的，目前有以下几类：

（1）严重的心理异常包括：①精神分裂症；②躁狂抑郁性精神病；③偏执性精神病；④反应性精神病；⑤病态人格和性变态。

（2）轻度的心理异常主要是指神经官能症，包括神经衰弱、癔病、焦虑症、强迫症、恐怖症、疑病症、抑郁症。

（3）心身障碍包括：①躯体疾病伴发的精神障碍：如肝、肺、心、肾、血液等内脏疾病，内分泌疾病，胶原性疾病，代谢营养病，产后精神障碍和周期性精神病；②各种心身疾病（如高血压、冠心病、溃疡病、支气管哮喘等）所引起的心理异常。

（4）大脑疾患和躯体缺陷引起的心理异常，包括中毒性精神病、感染性精神病、脑器质性精神病、颅内感染所伴发的精神障碍、颅内肿瘤所伴发的精神障碍、脑血管病伴发的精神障碍、颅脑损伤伴发的精神障碍、癫痫伴发的精神障碍、锥体外系疾病和脱髓鞘疾病的精神障碍、老年性精神病、精神发育不全及聋、哑、盲、跛等躯体缺陷时的心理异常。

（5）特殊条件下的心理异常：①服用某些药物、毒品等引起的心理异常；②特殊环境（航天、航海、潜水、高山等）下引起的心理异常；③催眠状态或某些特殊意识状态下的心理异常。

三、心理问题等级的划分

心理问题等级的划分从健康状态到心理疾病状态一般可分为4个等级：健康状态、不良状态、心理障碍、心理疾病。

1．健康状态

心理健康状态与非健康状态的区分标准一直是心理学界讨论的话题，不少国内外心理学学者根据自己研究调查的结果提出了多种心理健康标准。笔者在临床心理学实践工作中，总结了前人的理论与经验，提出了一个简捷的评价方法，即从本人评价，他人评价和社会功能状况三方面分析。

（1）本人不觉得痛苦，即在一个时间段中(如一周、一月、一季或一年)快乐的感觉大于痛苦的感觉。

（2）他人不感觉到异常，即心理活动与周围环境相协调，不出现与周围环境格格不入的现象。

（3）社会功能良好，即能胜任家庭和社会角色，能在一般社会环境下充分发挥自身能力，利用现有条件(或创造条件)实现自我价值。

2．不良状态

又称第三状态，是界于健康状态与疾病状态之间的状态，是正常人群常见的一种亚健康状态，它是由于个人心理素质(如过于好胜、孤僻、敏感等)、生活事件(如工作压力大、晋升失败、被上司批评、婚恋挫折等)、身体不良状况(如长时间加班劳累、身体疾病)等因素所引起。它的特点是：

（1）时间短暂，此状态持续时间较短，一般在一周以内能得到缓解。

（2）损害轻微，此状态对其社会功能影响比较小。处于此类状态的人一般都能完成日常工作学习和生活，只是感觉到的愉快感小于痛苦感，"很累""没劲""不高兴""应付"是他们常说的词汇。

（3）能自已调整，此状态者大部分通过自我调整如休息、聊天、运动、钓鱼、旅游、娱乐等放松方式能使自已的心理状态得到改善。小部分人若长时间得不到缓解可能形成一种相对固定的状态。这小部分人应该去寻求心理医生的帮助，以尽快得到调整。

3．心理障碍

心理障碍是因为个人及外界因素造成心理状态的某一方面(或几方面)发展的超前、停滞、延迟、退缩或偏离。它的特点是：

（1）不协调性，其心理活动的外在表现与其生理年龄不相称或反应方式与常人不同。如：成人表现出幼稚状态(停滞、延迟、退缩)；儿童出现成人行为(不均衡的超前发展)；对外界刺激的反应方式异常(偏离)等等。

（2）针对性，处于此类状态的人往往对障碍对象(如敏感的事物及环境等)有强烈的心理反应(包括思维、信维及动作行为)，而对非障碍对象可能表现很正常。

（3）损害较大，此状态对其社会功能影响较大，它可能使当事人不能按常人的标准完成其某项(或某几项)社会功能。如：社交焦虑者(又名社交恐惧)不能完成社交活动，锐器恐怖者不敢使用刀、剪，性心理障碍者难以与异性正常交往。

（4）需求助于心理医生，此状态者大部分不能通过自我调整和非专业人员的帮助而解决根本问题。心理医生的指导是必须的。

4．心理疾病

心理疾病是由于个人及外界因素引起个体强烈的心理反应(思维、情感、动作行为、意志)并伴有明显的躯体不适感，是大脑功能失调的外在表现。其特点是：

（1）强烈的心理反应，可出现思维判断上的失误，思维敏捷性的下降，记忆力下降，头脑粘滞感、空白感，强烈自卑感及痛苦感，缺乏精力，情绪低落成忧郁，紧张焦虑，行为失常(如重复动作，动作减少，退缩行为等)，意志减退等等。

（2）明显的躯体不适感，这是由于中枢控制系统功能失调引起所控制的人体各个系统功能失调。如：影响消化系统则可出现食欲不振、腹部胀满、便秘或腹泻(或便秘-腹泻交替)等症状；影响心血管系统则可出现心慌、胸闷、头晕等症状；影响到内分泌系统可出现女性月经周期改变、男性性功能障碍……

（3）损害大，此状态之患者不能或勉强完成其社会功能，缺乏轻松、愉快的体验，痛苦感极为强烈，"哪里都不舒服""活着不如死了好"是他们真实的内心体验。

（4）需心理医生的治疗，此状态之患者一般不能通过自身调整和非心理科专业医生的治疗而康复。心理医生对此类患者的治疗一般采用心理治疗和药物治疗相结合的综合治疗手段。在治疗早期主要是通过情绪调节药物快速调整情绪，中后期则可结合心理治疗解除心理障碍，并通过心理训练达到社会功能的恢复，提高其心理健康水平。

四、心理恐惧使免疫力下降

"非典"，一种突然降临的疾病，使有些身体健康的人产生了心理疾病，闻"非典"色变。在面对危险的时候，出现一定程度的恐惧感是正常而自然的心理反应。但一些人出现了过度恐慌：他们在心理上过度夸大"非典"的实际危险性，认为"非典"时刻威胁着自己的生命，整日惶恐不安，忙于用各种手段预防。这种心病或许真会导致某种疾病的发生。过分担心染上"非典"，每天忧心忡忡，心理负担加重，精神焦躁不安，会影响身体的健康，降低身体的抵抗力，反而不利于预防"非典"。

出现恐慌心理，究其根本，是对"非典"没有一个科学的认识，这会导致心理上出现不安全感。这样的心理反应，既不能有效地预防"非典"，还减少了自己的生活乐趣，也增加了许多不必要的心理负担和烦恼，大大降低了人体的免疫力。

心理专家认为，人面对大自然的重大灾难，特别是突如其来的灾难时，都会表现出恐慌心理。"非典"是一种新的病情，刚刚出现时人们对它知之甚少，这种"不知情"会使人产生种种想像，从而产生极大的不安全感。在面对"非典"的过程中一些人可能出现下面一些过激反应：情绪改变，人变得麻木、焦虑、恐惧、做噩梦、感到被遗弃、被孤立、忧伤、悲哀、抑郁等。记忆、计算和思考理解都出现困难，注意力不集中，不能把思想从灾害事件上转开等。有的甚至出现生理的改变，像心跳加快、血压升高、恶心、腹泻、出汗或寒战、肌肉抽搐、酸痛、头痛、耳朵发闷、听觉丧失、疲乏过敏、烧灼感等。

有科学家曾做过这样一个实验：在一个盒子里放20只小白鼠，共同生活几天后，先把其中的10只鼠拿走测一下免疫力，过一两天，再对剩下的10只进行免疫力测验，结果剩下的10只小白鼠的免疫力明显低于第一次拿走的小白鼠，因为后面的小白鼠在失去10只小白鼠的状态下，不知道那10只为什么走了，所以就产生了刺激，这种刺激就使它产生恐慌，免疫力也随之下降。

而对于人类来说，紧张焦虑会让人唾液里面的抗体比率大幅下降。而唾液正是抵挡呼吸道传染病进入人体的第一道防线。也就是说，如果过度紧张、焦虑，就等于是正在破坏自己身上比口罩更有用的防护罩——免疫力。从生理的角度来解释，人类的脑子当意识到外来压力讯号，如紧张、焦虑、恐慌、气愤等，下丘脑就会传递信号给脑垂体分泌激素，引导肾上腺素分泌来对抗。如果压力长期出现，脑子还会命令身体制造一种由胆固醇转化而来的皮质固醇，这是一种压力蛋白，如果在体内累积过高的量，就会阻挠免疫细胞兵团的运作。许多医学研究也表明，人若是生活作息混乱，令身体无法充分休息或造成失眠，体内的T细胞与巨噬细胞的数目都会下降，免疫力也会降低。

五、心理恐惧增疾病

心理的恐惧有时比疾病更可怕。血压高、哮喘、一些皮肤病、躯体病都可以由于心理因素引起。本来有血压高的可能会加重，没有的可能会出现。最轻的可以出现神经衰弱，睡不着觉，坐立不安，心理恐惧。

我国古代就已经非常重视情绪对于身体健康的影响。《内经》提出："怒伤肝，喜伤心，思伤脾，忧伤肺，恐伤肾。无论哪种情绪只要太过，就会对健康不利。不良的情绪，恶劣的精神刺激，可使神经系统的功能紊乱，指挥失灵，造成其他器官机能调节发生障碍，导致一系列病患。有许多疾病，如精神病、高血压、冠心病、脑血管疾病、胃及十二指肠溃疡病、甲状腺机能亢进症，甚至于癌症等，都与精神因素有关，特别是疑虑、恐惧、悲伤、愤怒等坏的情绪更易诱发疾病。

我们经常听到这样的例子，某某校长退下来后，心情不好，没两年就得癌症死了；某某人脾气不好，有心脏病，要少惹他生气；某人一气之下，中风了。然而，有些人或许根本就意识不到或者不相信情绪对健康有这么大的影响。于是有人就说，我平时情绪很稳定，也很乐观，不是也生病了吗？其实，我们自己的情绪很多时候并不能完全意识到，情绪的变化隐秘又复杂。同样是焦虑，有人得了心脏病，有人得癌症，也有人抑郁。我们对于自己的情绪往往只处于一个肤浅的认识层面。每天有多少次的情绪波动，谁又能说得清楚。这些情绪暗流，我们看不到，甚至有些时候都感觉不到，它却在潜意识里已经发生了。

以糖尿病为例，具体看一下，情绪是如何诱发疾病的。我们知道，胰岛素分泌不足是糖尿病发生的原因。胰岛素的分泌量除了受有关内分泌激素和血糖等因素的调节外，还直接受植物神经的影响。当人处于紧张、焦虑、恐惧受惊吓等状态时，交感神经的兴奋将直接作用于胰岛 β 细胞受体，抑制胰岛素的分泌。同时，交感神经还会作用于肾上腺髓质，使肾上腺素的分泌增加，间接地抑制胰岛素的分泌、释放。如果这种不良心理因素长期存在，便可能引起胰岛 β 细胞的功能障碍，使胰岛素分泌不足的倾向性最终被固定下来，进而导致糖尿病。

情绪就像一根幕后的魔法棒，我们看不到它对身体的作用过程，身体却因它在悄悄地改变。

六、感染了情绪"病毒"的疾病

人感染了细菌会生病，受了创伤会得病，饮食不洁也会发病，现在我们知道了情绪也会摧毁人的健康。现在就来看一下，不良情绪可以直接导致哪些疾病。

1．情绪性胃病

大量实验和统计资料表明，情志不畅是导致胃病发生的重要原因。有人做过一个实验，把猴子吊起来，并不时给以电刺激，造成猴子一直处于焦虑不安的情绪中，不久，这只猴子便得了胃溃疡。在平时，我们经常发现这样一种情况，由于情志不畅，如忧思、恼怒，往往会影响人的食欲，而出现不思饮食，这在中医学中称为"思虑伤脾"和"肝脾不调"。

2．情绪性腹痛

腹痛在临床上极为常见，多为感受外邪、饮食不洁、情志失调或阳虚等导致气机淤滞，脉络痹阻及经脉失养所致。但腹痛牵涉疾病较广，其病情变化与情绪变化密切相关。

3．情绪性哮喘

研究证明，心理因素可诱发或加重哮喘，患者在焦虑、困扰或愤怒时，哮喘会频繁发作。有人对640名不同年龄的哮喘病人做过统计分析，表明由心理因素引起哮喘发作者占30％。焦虑、抑郁和愤怒等消极情绪，可促使人体释放组胺及其他能引起变态反应的物质，提高迷走神经的兴奋性和降低交感神经的反应性，从而引起或加重支气管哮喘的发作。反过来，因疾病的发作又会造成患者情绪更加紧张、抑郁、悲观、沮丧，从而进一步加重病情，如此恶性循环，会使疾病长久不愈。情绪性感冒研究表明，长时间的紧张状态，会削弱人的机体抵抗病菌侵袭的能力，使人易患感冒。焦虑、抑郁和愤怒等消极情绪，可促使机体释放组胺及其他能引起变态反应的物质，提高迷走神经的兴奋性和降低交感神经的反应性，从而引起或加重支气管哮喘的发作。反过来，因疾病的发作又会造成情绪更加紧张、抑郁、悲观、沮丧，从而进一步加重病情，如此恶性循环会使疾病迁延不愈。

4．情绪性头痛

日常生活中，人们爱把一些棘手难办的事说成是"令人头痛的事"。从医学角度来看，不良的情绪，如紧张、焦虑等，确实可以引起头痛。现已证明，常见的紧张性头痛和偏头痛就与不良情绪密切相关。

5．情绪性高血压

在苏联卫国战争中，德国人包围了斯大林格勒，直接导致许多被围困在城内的苏联人因恐慌和焦虑患了高血压病。这就是历史上著名的"围城高血压"。

6．情绪性癌症

医学临床实践和研究表明，心情压抑，对生活不满又刻意压制自己情感的人，患癌症的机率更大。因为不良的情绪抑制了人体的免疫力，大大降低了监视和清除癌细胞的能力。当然，癌症患者并不是都因为情绪的原因致病，但不良情绪对诱发癌症的可能也不容忽视。

7．情绪性糖尿病

众所周知，胰岛素是胰岛组织细胞分泌的一种激素，其分泌除了受有关内分泌激素、血糖等因素的调节外，还直接受植物神经的影响。当人处于紧张、焦虑、恐惧、受惊吓等应激状态时，交感神经的兴奋，将直接作用于胰岛 β 细胞受体，抑制胰岛素的分泌。同时，交感神经还将作用于肾上腺髓质，使肾上腺素的分泌增加，间接抑制胰岛素的分泌、释放。如果这种不良心理因素长期存在，可

能引起胰岛 β 细胞的功能障碍，进而导致糖尿病。

8．情绪性阳痿

性功能的障碍未必都是生殖器疾病所致，情绪的因素也不可小觑。生活压力很大，工作紧张会导致情绪低落，心情烦躁，对什么事情都不感兴趣，当然也包括性生活。久而久之，就会形成情绪性阳痿。

上述只是最常见的直接与情绪相关的疾病，还有很多疾病，都与情绪有直接或间接的关系，只是我们无从察觉而已。

七、管理你的不良情绪

既然不良的情绪对人体的健康有这么大的危害，那么我们就一定要管理好自己的情绪，维持平衡的心境，保持乐观、积极向上的心态。

要管理好自己的情绪，首先要了解自己的情绪，知己知彼，才能百战不殆。情绪是怎么样产生的呢？当我们买到了自己喜欢的衣服时，心里会很高兴；与恋人分手心情会很失落；遭遇亲友亡故，会悲伤不已……看起来，似乎情绪的好坏都取决于这些客观的事情，而我们只不过是情绪的载体。但是，说到底，这些情绪的产生都是我们主观的意识对于客观事情的一种应激反应。心理学是这样对情绪做出解释的：情绪是指人对认知内容的特殊态度，是以个体的愿望和需要为中介的一种心理活动。这里说的很清楚，情绪是以个体的愿望和需要为中介，如果所遭遇的事情与个体的主观愿望不符，必然会产生坏的情绪。这也就是说情绪好坏完全取决于个人，而不是客观的事物。

不同的人对待同一件事情的反应会不同。例如同样是高考落榜，有的人会经受不住失败的打击而去自杀，有的人会因此而精神分裂，而另外一些人会根据自身的情况，寻求其他的成功之路。对于同一件事情，持有不同的看法，就会有不同的情绪体验。而这些看法都是后天获得的，是可以改变的。关键是我们怎样来解释这些客观事件。例如，英语四级考了几次都没有过，有人会这样想：我每天起那么早辛苦背单词，可到最后还是过不了，老天怎么对我这么不公平啊，是不是我脑子缺根弦，跟正常人的不一样啊。越想就越生气，越想越懊恼。有人会这样想：试题里面还有那么多单词不认识，答题的速度也太慢，是自己平时功夫不到家，如果再努力一点，肯定能过。于是，信心百倍地开始准备下一次考试。同样是没有达到自己的愿望，但是对事情的解释不同，就会产生完全相反的情绪体验。这可以理解为一个自我安慰的过程。

有时候，我们不妨来点阿Q精神，对自己说些善意的谎言，总比把自己搞生病要好得多。何况有些事情已经发生，即使再不满意，也是无法改变的。与其声声悲啼，倒不如想些补救的措施来得实际。健全和完善自己的人格，对于维持良好的情绪也是很关键的。一个小肚鸡肠的人，往往看谁都不顺眼，觉得全世界都跟他一个人过不去似的。而一个大度量的人，即使有人故意跟他过不去，他当时可能会生气，但不会一直放在心里。这也提示我们，当与人发生矛盾时，要想办法去解决，而不是窝在心里一个人生闷气。

维持情绪的平衡关键是要会调剂情绪。现代人最常见的一种病是抑郁症，这与工作压力过大有关。如果工作的压力无法逃避，就要把这种压力通过别的方式宣泄出来，千万不要一个人憋在心里。可以跟自己的好友、亲人和信赖的领导谈谈自己的想法，获得他们的理解和指引；也可以通过旅游、运动、养宠物等转移压力；工作累了的时候，放点音乐调剂一下紧张的心情；还要正确认识自己，不要给自己定超出能力范围的目标，否则会永远觉得很累，背着一个沉重的精神包袱生活，怎么可能有好的心情呢？

好的情绪是自己给的，健康的身体也是自己给的，要不要就看怎么做了。

八、用"心"增加免疫力

据心理专家介绍，全球最大的健康组织凯色永久医疗计划主持人大卫·索柏，在他的"身心健康通讯"当中，提出了几点用"心"增加免疫力的秘诀，很值得大家试一试。

1．少发脾气，多信任人

根据研究，"敌意"低的人，血液的带氧腺体数目也会增加，带氧腺体就像高速公路的开道车，可以让人的免疫细胞快速抵达病菌入侵现场。

2．少忧愁，多开怀大笑

大笑可以减少压力激素。哥伦比亚大学一项对民众观赏欢笑录像带的研究也发现，开心一笑会增加口水分泌，并且增加唾液中的抗体。

3．少深居简出，多帮助人

美国的一项调查显示，担任义工的人罹患心脏病、忧郁症及传染病的比率，比没有做义工的人少5倍。研究发现，做善事之后，脑啡肽释放的量会提高，从而增加快乐、减少因忧愁造成的压力蛋白。

心理援助专家建议，在日常生活中可以用一些简便易行的方法适时地调整自己的情绪，如多做规范的深呼吸。人情绪方面的波动，常会通过呼吸反映出来，调整呼吸可以起到调节情绪的作用。规范的深呼吸包括三个步骤：用鼻吸气，然后长时间屏住呼吸，再缓缓用嘴吐气。每天做10次，一次坚持5分钟，对调节情绪很有帮助。同时，每天大量饮用白开水，通过喝水来促进自身的新陈代谢，也能促使肌体保持健康的状况，有利于心理平衡。

医学博士建议：怎样才能快乐每一天

快乐每一天是一个人热爱生活，享受生活的表现，是一种精神。可能有人会说，生活条件还这么差，有什么快乐而言，其实，穷有穷的乐，富有富的苦，活的就是那股子劲。

明白一个道理：即要明白在温饱问题基本解决，物质生活基本有保障之后，不论是谁，精神生活变得格外重要，换句简单的话讲，就是开心地活好每一天！在评价生活质量的各项指标中，比富裕更为重要的指标是心情愉快。事实证明，富裕程度与开心程度并不一定呈正比，所谓"皇宫里也有人天天哭，山沟里也有人天天笑"。要保持好心情，可以从以下几个方面着手。

记住两个重要

一是"看法"最重要。就世界上所有的问题而言，对问题的看法远远比问题本身重要。一个人开不开心说到底就是怎么看或从哪个角度来看问题。对发生的任何事情都要积极地去看，对遇到的一切问题都要乐观地去对待。

二是"两看"也很重要。那就是工作上要向高处看，生活上要向低处看。这不仅是一种正确的人生态度，而且也是重要的养生之道，更确切地讲是养心之道。

会说三句话

第一句是"算了吧",即面对一个无法改变的既成事实最好办法,就是接受这个事实,勇敢地面对。

第二句是"不要紧",有什么大不了的,生活就应该如此。

第三句是"一切都会过去的",即要坚信天不会总是阴的,总有一天会艳阳高照。

坚持四项原则

(1)"过好每一天"的原则。

(2)"地球上我是唯一的我"的原则,不攀比,记住"模仿是无知,嫉妒是自杀"。

(3)"永不计较小事"的原则。

(4)"立即停止损失"的原则,生气、愤怒、敌对不但损失健康,还破坏了好心情,这样的损失要立即学会停止。

善于做五件事

(1)善于计算:就是要多计算幸福的时光和多计算自己认为做对的事情。

(2)善于交流:就是要多参加各种集体活动,多交有益于自己身心发展的朋友。

(3)善于学习:21世纪是学习型的世纪,无论什么人都要努力学习新知识,跟上时代发展的要求。

(4)善于帮助人:帮助他人是一件很快乐的事情,即所谓的助人为乐。

(5)善于照镜子:因为人生就像一面镜子,我们对它笑,它就对我们笑,我们对它哭,它就对我们哭。快乐的人生是由自己把握的。

从过去的运动中看身体走向

坚持体育锻炼，是所有人都知道的好习惯，但锻炼过程中一些错误习惯，不仅会让运动效果大打折扣，还可能让身体受到伤害。美国纽约著名健身教练艾米霍夫指出了4个最常见的锻炼坏习惯。

1．运动到大汗淋漓

许多人喜欢运动时出一身大汗，似乎只有大汗淋漓才能起到锻炼的效果，但其实这样什么效果也起不到，只会让自己运动过量，水分流失过多，从而导致抽筋、缺水和其他一些运动伤害。所以，运动中一旦出汗，应及时补充水分并适当降低强度，休息几分钟。

2．运动项目单一

很多人喜欢只做一种运动，如跑步或者骑动感单车，认为只要长期坚持就能效果明显。其实，全面锻炼应该需要几种运动搭配进行。步行1.6公里可以燃烧100卡路里；但在相同的20分钟内，如果在器械上做负重运动，可以燃烧300到400卡路里。力量训练可以帮你保持肌肉形状，延缓因为年龄带来的肌肉松弛，所以最好将有氧锻炼和负重训练结合起来，跑步、打球、仰卧起坐、举重都应该尝试一下。

3．边看报纸边锻炼

一心不能二用，看报纸就意味着无法同时关注正在进行的体育锻炼。如果为了让锻炼不那么枯燥，非要做点别的，那可以听听音乐，因为它不像阅读那么需要集中注意力。

4. 空腹做运动

很多清晨起床或下班后运动的人经常会空腹锻炼，饿着肚子做运动无异于开着一辆没有加油的汽车，身体需要能量来保证运转。一些健康小吃，如燕麦粥或香蕉，不仅能够很容易就消化掉，还能提供接下来运动所需的额外能量。清晨做运动时尤其不能空着肚子，因为经过一夜，胃已经空了，热量已经消耗完了，需要给身体补充些能量。

5. 过量运动

下班之后上健身房锻炼，周末约朋友打打球，现在已是不少年轻人流行的健身方式。然而，很多人只是把健身作为释放压力的一种方式，其实这是错误的，而且大部分人在健身过程中缺乏专业教练的指导，这直接导致了各种隐性运动损伤的产生，严重的甚至导致死亡，健身反而变成了"伤身"。

李先生每隔两天就会去健身房练器械，已经坚持了一年多。但最近他总觉得左侧膝关节酸痛，同事、朋友都说他患了关节炎，可是他的膝关节却能抬能转，这又不像是关节炎。后来，他去医院检查后才发现，原来他的膝关节的韧带在运动中受了损伤。

医学博士建议：运动损伤应该及时就医

"运动是一把双刃剑，多运动一定多损伤"。关节就好像一台机器，使用频率高了，机器的磨损自然也加快了。很多病人认为，运动中"扭伤"了，休息一两个星期便会自然痊愈，其实这是一个严重的认识误区。有的病人因为运动过度，造成半月板损伤，需要手术;有的病人交叉韧带断裂，需要专门治疗还有很多肩、腰的损伤需要康复训练。因此，如果在锻炼后感到关节、肌肉、韧带不适，应该尽快去医院检查一下。

网球肘炎患者会感到手肘外侧疼痛，手握力减小及用力较差，打反手球时显得非常困难，主要是因肌肉肌腱发炎所致。不单是网球运动可引发"网球肘"，打羽毛球、乒乓球亦可致病。

肩周肌腱劳损典型病症是打球后出现肩局部肌肉肿痛现象以及将手臂慢慢抬高时感到痛楚甚至困难，如肌腱撕裂会感到软弱无力。

膝关节韧带、半月板损伤扭伤及运动中碰撞易引起韧带撕裂，出现关节不稳、活动后肿痛等症状。膝关节韧带、半月板损伤后如未及时发现，继续活动时极易反复受伤，引起创伤性滑膜炎、关节软骨磨损，导致关节提早退化。

肌肉痉挛抽筋是肌肉遇寒冷刺激、精神过度紧张、身体过度劳累所引起的过度收缩所致，在一些长时间的运动或游泳中最为常见，热身运动没有准备充分的时候也会出现，处理不当时会造成肌肉损伤。

侧腹痛主要发生在停止运动一段时间，重新开始接受运动训练的初期，或偶尔参加身体活动的人。侧腹痛是因为呼吸肌在运动时血流不足而形成的缺氧性疼痛。饭后马上剧烈运动或是肠内积气也可能造成侧腹痛。

第八章
分泌物——不得不细看的身体排泄物

　　眼屎、鼻涕、汗液、白带等等这些分泌物是身体运作过程中产生的排泄物。可别小看这些让人感到恶心的脏东西，他们是身体不可缺少的表达方式，在诊疗疾病中发挥着无可替代的作用。通过对这些分泌物颜色、性状、形态的观察就能了解身体内部的运行情况，许多大病都反映在这些小问题上。

眼屎的五宗罪

早晨起床的时候，是不是有时会觉得眼睛被什么东西糊住了，粘粘的，很不舒服。对着镜子一看，原来眼睛周围有那么多眼屎。为什么夜间有眼屎白天没有呢？再说，晚上睡觉眼睛是闭着的，脏东西也进不去，怎么还会有眼屎呢？

要弄清楚这个问题，首先得了解眼皮的构造。对着镜子把下眼皮下翻，就会发现沿着眼皮有一块像软骨一样的东西，我们称它为睑板。再仔细看眼皮周围靠近睫毛的地方，是不是有很多小孔，这就是睑板腺。我们看到的眼屎就是由它分泌出来的。

白天的时候，我们的眼睛一直在眨动，睑板腺分泌出的油脂会随着眼睛的眨动，涂在眼皮的边缘，它对眼皮起到了保湿和润滑的作用。当人入睡的时候，眼睛长时间不活动，睑板腺的分泌物就会积聚在眼皮上，和白天进入眼睛里的灰尘混杂起来，就成了眼屎。

为什么有时候眼屎很多，多到把眼睛糊了起来，睁眼都困难，甚至有时候白天也会有让人难堪的眼屎呢？

正常情况下，眼屎是很少的，甚至看不到。只有当眼睛受到细菌感染时，会出现炎症反应，一方面，睑板腺受到炎症刺激，油脂的分泌量加大；另一方面，血液中的白细胞会聚集到眼部来围剿入侵的细菌，被杀死的细菌和战斗中英勇牺牲的白细胞的尸体混集到睑板腺分泌出的油脂中，就形成了多而厚的眼屎，此时的眼屎呈黄白色。

看眼屎辨疾病

细菌感染可以导致很多种眼睛疾患，但所产生的分泌物会有些许差异。根据黏稠度和颜色不同，可以把眼屎细分为5类，不同性质的眼屎，告诉我们不同的疾病信号。据此，我们可以大致判断眼睛患了哪类疾病。

1．水样分泌物

为稀薄稍带黏性的水样液体，这种分泌物增多往往提示患有病毒性角结膜炎、早期泪道阻塞、眼表异物、轻微外伤等。出现水样分泌物也未必都是眼疾引起的，有些倒睫的人，眼睛受到睫毛的刺激，也会出现类似情况。有些老人，眼部皮肤松弛，眼睑外翻，也会引起水样分泌物增多。眼镜不合适，长时间看书或上网也会出现水样分泌物。这里要特别提醒带小孩的妈妈，如果发现宝宝经常眼泪汪汪的，并且黑眼珠很大时，一定要带他去医院检查，排除患有青光眼的可能。

2．黏性分泌物

表现为黏稠白色丝状物质，跟日常用的胶水很相似。干眼症和急性过敏性结膜炎病人常出现类似症状，还会感觉到眼睛里面有异物，眼角痒。小儿容易患此病，早晨醒来的时候会从眼睛里拉出白丝来。出现这种情况家长要带孩子及时到医院治疗，以免危害到孩子的视力。

3．脓性分泌物

脓性分泌物的出现常提示有细菌的感染，应引起重视。新生儿双眼如果发现大量脓性分泌物，提示患有淋球菌性结膜炎，俗称"脓漏眼"。在内眼角出现脓性的分泌物，可能与泪囊炎有关。

4．黏脓性分泌物

黏脓性分泌物，为较为黏稠的，略带淡黄色的物质，这类分泌物增多，应考虑细菌性结膜炎。主要是因为细菌感染引起，有明显

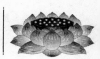

结膜充血，也就是常说的红眼。如果分泌物严重，并在眼睑处发现有小白点，并伴有眼睛肿胀、痒等症状，提示患有沙眼病。

5. 血性分泌物

如果发现眼分泌物呈明显的血红色，应该考虑眼睛外伤导致毛细血管破裂。眼分泌物呈淡粉或略带血色，同时还伴有眼睛红，耳前淋巴结肿大，应考虑急性病毒性感染，应及时就诊，否则严重者会损害眼角膜。

眼部分泌物检查起来很方便，病因也很简单，多与眼部疾患有关。如果平时注意留心，就能及早地发现问题，防患于未然。

医学博士建议：眼部保健小提示

到公共游泳池游泳的时候要注意保护好眼睛，尤其是小孩子，眼睛很敏感，家长尽量少带他去海里或者泳池游泳，以免感染病菌。

家庭中，每个人的毛巾应该分开，以免交叉感染。

最好摘掉隐形眼镜，一方面眼镜的材质可能会对眼睛有损害，另一方面，长期的摩擦会损伤眼角膜。

平时要注意眼部卫生，不要用手揉搓眼睛。洗澡和洗脸时要注意，别让洗面奶和洗发水进入眼睛中。

唾液，生命之水显现的问题

1. 别浪费了口中之宝

唾液在我国传统医学中又被称为"金津玉液"，也有人把它称作"华池之水""玉泉""甘露""琼浆"，足见唾液在养生中的地位。据史料载，三国时期有位百岁的老寿星，曹操向他请教养生之术，他只是简单地说了一句话："要想寿命延，朝朝服玉泉。"也就是说，每天咽几口唾液就能长寿。或许他说的有些夸张，但也不是空穴来风，唾液对身体健康的确有很大的作用。

中医认为气、血、津液是维持人体生命活动的基本物质。唾液就是津液的一种，与肾精有很大的关系。所谓肾在液为唾，液就是说唾液是肾精所化。因此，古代养生家强调"唾"宜吞不宜吐，频频咽唾可以养肾精，古代医学家多主张以舌抵上腭，让舌下唾液缓缓泌出，待口中津满，而后咽下，有补养肾精的作用。

从现代医学来看，唾液中除含有水分外，还含有碳酸盐、磷酸盐、淀粉酶、溶菌酶、粘蛋白、球蛋白、磷酸钙、氨基酸、钾、钠、钙、镁、氯等多种成分。

唾液中的碳酸盐、磷酸盐等成分，可对牙齿起到一定的保护作用，而且唾液还可以清除口腔中的食物残渣和异物，保持口腔的清洁。唾液中的溶菌酶有杀菌的能力，可阻止口腔内细菌的大量繁殖。

唾液中的淀粉酶是帮助消化的能手，它可将淀粉分解成易于消化的麦芽糖，有助于食物的消化。

有人将唾液涂抹在伤口上以消毒，是因为唾液具有抗菌和凝血的作用，所以口腔里的伤口往往比其他地方好得快。唾液中的过氧化物酶、过氧化氢酶和维生素C等，抗癌能力很强，能够消除致癌物质的毒性。吃饭时候细嚼慢咽，可以促进唾液的分泌，不但有助于消化，还可以有效地清除食物中的致癌物质，减少癌症的发病率。

唾液中还含有肾上腺皮质激素、胰高血糖素、反应性胰岛素及其他一些活性物质。它们对于调节人体生理平衡，增强免疫机能，促进细胞活力，延缓人体机能的衰老都有重要作用。

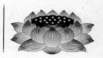

有最新研究发现，唾液中含有一种能使人保持年轻的激素，这种激素是由腮腺分泌的，被称为"腮腺激素"。这种激素经腮腺分泌后，流入唾液中。它能强化肌肉和血管的活力，增强缔结组织的生命。腮腺激素分泌旺盛的人，皮肤弹性保持得很好，即使到了老年，也会春光满面，熠熠生风。

许多人有吐痰的习惯，随地吐痰不仅是一个人的素质问题，对于个人健康也不利。因为这些习惯性吐"痰"者，吐出来的并不是痰，更多的是唾液，张口就吐只是养成的不良习惯而已，其实并无痰可吐，只好吐唾液了。好好的身体之宝，就被三下两下吐光了。不是浪费是什么？为了自己的健康着想，还是把唾液往肚子里咽吧。

2．透过唾液看身体内环境

唾液的某些成分来自血液，因此通过唾液可以看到体内环境的状况。在中医学上，用唾液来辨病由来已久。认为唾液的变化常是疾病的征象，口干、渴饮者常是热象或阴虚；唾液清稀者，多见胃寒或泛酸症。中医认为"津血同源"，唾液与血液有如体内的"兄弟"。事实也是这样，病在血液中的异常变化常常在唾液中有所反映，例如尿毒症者，唾液中尿素也可增高；痛风症患者，唾液中的尿酸增多。因此，人们常常从唾液中的激素、微量元素以及物理变化来预测健康与疾病。

唾液是由三对大唾液腺：下颌下腺、腮腺和舌下腺分泌的液体以及许多小粘液腺分泌的粘液，在口腔里混合而成的消化液。它无色无味，一般正常人每天分泌量约是1000～1500毫升。唾液分泌量的变化有三种情况，一是生理的，二是功能性的，三是疾病的征兆。既不能以偏概全，也不要随意忽略了提示疾病的早期信号。

垂涎三尺，是说看见美味或者美女，就不由自主的流出口水。这是神经的条件反射，是正常的生理反应。另外还有望梅止渴，当看到一些酸性水果，例如葡萄、杨梅、山楂时，还没有吃，口里的唾液就流出来了。这是习惯性的酸性刺激条件反射，尽管还没有吃，但旧有的经验已经把酸味传递给了大脑，此时，受植物神经控制的唾液腺就会分泌大量的唾液出来，这是生理性的反应。

孕妇在怀孕期间也会出现唾液分泌增多的现象，与内分泌和神经调节有关，如果没有其他的症状出现，可以不必忧虑，随着妊娠的结束，这种情况会自然消失。

此外，人体唾液的分泌是随着年龄增长而逐渐减少的，这是由于唾液腺的功能逐步下降导致的。两岁的小孩以及脑瘫、老年性痴呆患者经常流口水，是因为他们的吞咽功能不正常，事实上他们的唾液分泌总量并不多。只是囤积在口里，不能下咽，才显得唾液多。小儿随着口腔的加深和功能的完善，会慢慢好转。

值得注意的是，由疾病原因引起的唾液改变。最常见的是干燥综合症。这类患者由于腺体发炎，腺体的结构和功能遭到了破坏，唾液的分泌大大减少，舌头失去了唾液的滋润而变得干燥，患者的舌头看起来很平很光滑，像一面镜子。

唾液的缺乏还可以使口腔内细菌大量繁殖，出现口臭。这种病的患者在早期经常感到口里特别干，晚上常常要起来喝水，饭咽不下去。干燥综合征一般还合并有眼干、阴道干燥等。这种病以中老年女性最为常见。

干燥综合症如果不及时治愈还会诱发其他疾病。曾有一名女性患者，长时间口干口渴，疏忽治疗，简单的干燥综合征拖了几年下来，

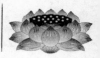

最终发展成乳腺增生、卵巢增生和腮腺肿瘤等一大堆病。出现明显的口干，唾液分泌减少时千万不要大意，不然小毛病会引来大灾难。

另外一些免疫性疾病的患者，还有慢性腮腺炎、由自身免疫性疾病引起的肾病综合征等患者，食道癌患者在发病早期都会有唾液的改变。

睡觉为啥流口水

上中学的时候，临桌的同学总爱在课堂上睡觉，被老师揪起来时，长长的口水挂在嘴角，常常惹得全班同学哄堂大笑。我们是不是也曾遭遇这样的尴尬？

很多人有这样的烦恼，晚上睡觉流一堆口水，早晨起床时，发现枕头都湿了一块。为什么睡觉时候会流口水出来呢？这是疾病的征兆吗？

口水即我们所说的唾液，正常成人一昼夜可以分泌1000～1500毫升，即2～3斤，有人或许会感到惊讶，那么多的唾液都到哪里去了？白天的时候，受神经反射的控制，我们都不由自主的把产生的唾液吞咽下去了。而到了晚上，虽然唾液的分泌量也在减少，但是由于全身肌肉放松，神经系统的控制减弱，牙齿闭合不严，就会有少量唾液流出来。很多时候与睡觉的姿势也有关系，比如喜欢侧睡或趴着睡觉的人，腮腺受到挤压刺激，就会加大唾液的分泌。

1. 小孩为什么流口水

小孩子睡觉流口水比较常见。因为小儿的吞咽功能发育还不是很完善，口腔又比较浅，常常会有唾液流出口外，这都是正常现象。随着牙齿长齐，口腔深度增加，这种现象就会逐渐消失。

但有些情况下流口水要引起注意，它可能是某种疾病的征兆。如小儿患口腔疱疹，此时会伴有发烧、疼痛、拒食等其他症状，不难判断。另外有些染色体病也会常流口水，但会同时伴有特殊面容及智力障碍，容易鉴别。如果在流口水的同时，还伴有其他的一些症状，就需要到医院检查，确诊是否有其他病因。

2．成年人为什么流口水

成年人夜间流口水，通常有以下几种原因。

（1）口腔疾病与卫生

口腔内的卫生没有打扫好，有大量的食物残渣存积，口腔疾病如龋齿和牙周炎等使口腔内细菌增多刺激唾液腺分泌大量的唾液来杀菌消毒。这种情况下，流出的口水带有咸味，色黄。若是这个原因引起的，防治也很简单，只要注意口腔清洁，早晚刷牙，饭后漱口。患有牙周疾病的，及早去牙医那里治疗。减少了这些不良刺激，唾液分泌量也就减少了，睡觉流口水的毛病也好了。

（2）前牙畸形

前牙畸形的人，睡觉时嘴巴不能完全闭合，也会使口水流出。做个牙齿矫正手术就没事了。

（3）鼻咽部气道不畅

鼻息肉、鼻甲肥大、咽炎、鼻炎等呼吸道疾病都会导致呼吸不畅，睡觉时人就会不由自主地张嘴呼吸，张口呼吸本身不会引起唾液分泌增多，但会给口腔里的唾液一个外泄的出口。

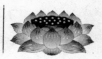

（4）神经调节障碍

神经调节障碍引起的流口水要引起重视。因为唾液的分泌是在神经调节下完成的，如果神经调节出现障碍，也可出现口水外流的现象，这种情况有时候在白天也会出现。一些神经官能症或其他可能引起植物神经紊乱的全身疾病患者，睡觉时可能出现副交感神经异常兴奋的情况，会使大脑发出错误信号，引起唾液分泌增加。

（5）脾胃功能失调

中医认为，成年人流口水也是脾胃功能失调的一种表现。这种情况常见于脾胃运动功能减弱、水湿停留、脾胃湿热或胃里存食下降、胃热上蒸，即所谓的"胃不和则卧不安"。此时，睡觉时会流口水，时间久了还会口臭。

（6）抗癫痫类药物的副作用

另外，服用某些抗癫痫类药物的副作用之一，就是流口水，选择药物时需要注意。

睡觉流口水的原因很多，有生理上的也有病理上的，出现这种情况时不要过于担心，要根据自己的实际，找出病因，对症治疗。

汗液为健康报警

汗水是我们身体的"空调"。汗的作用是调节体温，夏天天气热，出汗就多，通过挥发，过热的体温就降了下来，冬天天气寒冷，出汗量就相应减少。如果不出汗，那就糟了。人体内的毒素会在体液中存积，出汗是一种排毒，有利于人体的新陈代谢，有利于经络平衡和免疫系统的健康。如果老憋着不出汗，时间长了，皮肤就不会呼吸了，最后就会造成很多人体代谢系统的紊乱，并且把这种皮肤的排毒功能都转到了肾和肝上。

我们所说的出汗排毒是指正常的出汗，例如运动会出汗。但有些时候出汗过多或者出汗异常也是疾病的表现。从中医角度来看，汗是津液的代谢产品，与鼻涕、眼泪、口水和唾液共称为五液。此外，汗亦被称为心液，《素问宣明五气》，而心主血，因此有汗血同源的说法。出汗过多，会耗气，也会伤及津液而损於心血。

我们可以从汗的量、颜色、气味、部位、出汗时间以及有否伴随症状等方面来捕捉、分析和判断其与疾病的关系。

1．看汗量

无汗又称闭汗，是指汗腺减少或机体不产生汗液，身体局部或全身少汗或完全不出汗。此种病人常常感到身体某部位或全身皮肤异常干燥，终年不见汗液，有白色皮屑脱落，秋冬季节可见皮肤干裂现象。常见的皮肤病如银屑病、鱼鳞病等都会使皮肤干燥，毛孔闭塞，无汗。另外一些全身性的疾病如粘液性水肿也会引起少汗或无汗。长期服用阿托品等药物，也会导致出汗减少。另外，若身体新陈代谢紊乱，亦可能会无汗。老人家活动量减少，汗腺萎缩，排汗较小，不足为怪。

多汗是指在恒温或不运动的情况下也会大量出汗。若多汗的同时伴有饥饿感，可能是血糖低或肝功能不好所致；若多汗并伴有心悸、失眠等症状，可能是甲状腺机能亢进；由于合并植物神经功能障碍，常常有出汗异常增多现象，患者还伴有多食、多饮、多尿和体重减轻等症状；嗜铬细胞瘤患者经常大汗淋漓，多阵发性出汗，有时也可持续出汗，还可出现心慌、手抖、四肢发凉等，发作时常伴有明显的血压升高。

2．看颜色

黄汗：多是由于血液中一种称为胆红素的物质浓度过高所引起，可能由黄疸或过于疲劳所致；此外，过多进食胡萝卜、橘子、柑橙等蔬果，也可出现暂时性的黄汗。

白汗：从中医看，白色属肺，肺色外露则现白汗，多为心肺阳虚所致，常与心肺功能虚弱有关；有时，疼痛剧烈（如肚子痛）也可引起白汗淋漓。

红汗：汗液呈红色，多与内分泌功能紊乱有关，也可能是身体某部位在出血。不过，服用碘化钾等化学制剂，也可有红汗出现。

绿汗：汗液变为青绿色，提示有胆汁外泄，如急性化脓性胆管炎。

3．闻气味

大腿，胸部，腋下和乳房下方出汗一多，不易蒸发而有臭味，这是正常的；但有一种臭汗应予以注意，即汗中带有尿臭，且皮肤上还形成结晶，这是尿毒症的表现之一。对于明显的异常出汗现象不应忽视，应及时诊断治疗。

汗液带有特殊的腥味，多见于肝硬化。

汗液飘出香味来，出现在酮症酸中毒时，常见于糖尿病。

4．看时间

自汗：在白天，精神清醒的状态下，不因劳动、穿厚衣或高温而汗自出，称为自汗。中医认为这是气虚、阳虚的表现，身体因失固摄力而不自觉地流汗。自汗的人通常精神不振、气短、怕冷。

盗汗：指入睡后无感觉地出汗，出汗部位在胸部、背部、大腿等地方，出汗量甚多，可以令衣服湿透。醒后则没有出汗。中医认为盗汗多是阴虚所致，常见于肺结核、肾结核、癌症患者。

房事后出汗：男性较多见，在房事后腰部出冷汗，此为命门火衰，应以补肾阳为主。

5．看部位

偏汗：左右半身或上下半身出汗，另半边身无汗或汗出甚微，多因气血不足内阻经络所致，多见于风湿、偏瘫病人、肾性高血压，有时也是中风临身的信号。

额汗：出汗仅限于额头，若出汗量少，且无其他症状，属正常现象。若发生在病人身上，则可能是病情加重的征兆。

鼻汗：鼻翼两侧出汗，多是肺虚的表现。

乳间汗：出汗局限于两乳之间，可能是精神疲乏、体力劳累而伤及心脾所致。

生殖器出汗：出汗限于生殖器周围，常与肾病有关。

劳心汗：系指心窝部和两乳房中间部位多汗，而其他部位无汗或汗出甚微，多因忧、思、惊、恐过分而伤及心脾所致，以致心不主血、脾不统血而胸汗津津。手掌出汗：人体的汗腺多达500万个，其中2/3的汗腺分布在手掌，所以紧张的时候手心容易出汗，从中医的角度讲，心的阴阳失衡，人就容易紧张。

会阴汗：汗出局限于会阴和外生殖器部位，凡肝胆湿热，肾阳虚衰，均可导致会阴部有异味汗出。

手脚出汗：手脚等四肢出汗多因血虚、阳亏引起。若因精神紧张而导致手足出汗则属正常。

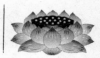

6．看伴随症状

多汗伴有怕热、食量增加、心跳加快、肢体颤抖等症状者，可能患上了甲亢。

出冷汗，且有面色苍白、晕厥者，可能是低血糖症。

多汗呈阵发性，伴有血压升高者，可能是嗜铬细胞瘤在作祟。

如果不是运动后出汗，并且出现了上述症状，出汗就不是排毒了，而是身体在告诉我们它正在发生的情况，需要及时救援。

医学博士建议：汗液清洗不及时易伤皮肤

出汗虽然是身体的一种自我调节方式，也有助于清理体内的垃圾，但清理出来的垃圾堆放在体表，又得不到及时清洗，很容易造成皮肤疾病。

汗液成分可分为无机成分和有机成分两类，都是体内的代谢产物。无机成分主要是氯化钠、碳酸钙等盐类，有呈酸性的，也有呈碱性的，这些酸碱成分的过多堆积会直接腐蚀皮肤、破坏皮肤的组织细胞，导致皮肤老化。而汗液中的有机成分在体表的堆积，在高温天气的推动下，更会利于微生物在体表大量繁殖。

由于空气污染和有些人不注意个人卫生等问题，存在于皮肤表层的大量细菌、寄生虫等，会分解汗液中的有机成分，产生各种有毒物质，释放出有异味的气体，导致"汗味"严重，甚至引起皮肤疾病，就是人们通常所说的汗疹、毛囊炎、湿疹、痱子等。

严严夏日，人体排汗增多是正常现象，但一定要注意个人卫生，尤其是会阴、腋下等部位的清爽，勤洗澡、勤换洗内衣等十分重要。有了皮肤的清洁与健康，才会有身体的健康与舒适。

　　在这里尤其要指出的是，不要随便乱用止汗液。虽然止汗液暂时缓解了出汗过多带来的难闻体味，但是皮肤更遭罪。市场上出售的止汗液一般都采用物理方法进行止汗，止汗液配方中的地衣提取物有抗菌功能，作为止汗剂的活性成分是氯化羟铝，其主要作用是作为收敛剂暂时封闭汗腺导管，抑制汗液排出。其实不是不排汗，而是让大汗腺少排，小汗腺多排，而天然香料起芳香掩盖和除臭作用。

　　从生理学角度而言，强行止汗是不合理的，夏季该出汗时还是要多出汗。夏季气温偏高，人体大量出汗，通过蒸发不仅可以散发体内的热量，同时还能通过代谢将体内的各种毒素排出体外。但如果长期或过多频繁使用止汗液，对人体有害无利。如果一味地人为抑制出汗，时间一长，会导致毛孔堵塞，代谢产物不能正常排出。另外，稍不注意清洁的话，还可能出现汗斑、皮肤红肿、瘙痒，甚至皮肤痛楚等症状，严重的还会引发毛囊炎。

　　对于患有多汗症的人来说，夏季可适当用药，抑制汗液不正常排出。如果不属于多汗体质，只是一般的白领办公室女性，尽量不用或少用止汗液。夏季只要注意勤洗澡，保持身体清洁，穿透气宽松衣服，使汗水易于发挥，就可避免因异味产生尴尬。

身体有恙"便"知道

　　古人说长寿的人需要有三快，也就是快食、快眠、快便。这里的快是畅快的意思。也就是说要想健康长寿，必须畅快的吃饭，畅快的睡眠，再就是畅快的排便。为什么说这三方面畅快了，人就能

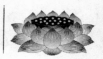

够长寿了呢？因为吃得好、睡得香、拉得畅直接说明人体的消化系统、内分泌系统和循环系统的机能很好，也间接地说明了其他系统运行状态良好，因为八大系统是相互联系的，一损俱损。

吃好、睡好就不说了，他们的重要性显而易见。大便的重要性怎样体现？我们每天都要从外界获取大量的食物，连带着也会有不少的细菌病毒入口。这些食物经过分解后，有用的东西都被身体吸收了，剩下一些废渣、细菌和死亡的细胞残留在肠道内。大便的作用就是把这些废物和有害物质排出体外，如果大便不畅，这些东西积存在肠内，后果可想而知。我们也许有这样的经历：长时间不排便，就会感到肚胀、腰疼、肩膀僵硬疼痛，皮肤粗糙起痘痘。如果排便不正常，经常拉肚子，还会造成严重脱水，营养不良。因此，大便就是人体健康的晴雨表。不仅便秘和腹泻这些异常的排便可以检视健康状况，大便的颜色、形状、气味也能够传递很多健康信息。不要再把大便当作废物不屑一顾了，关注大便就是关注健康。

具体怎么通过大便来洞察健康呢？首先得知道正常的排便是什么样的。正常情况下是每天排一到两次，排便的速度不急不缓，软硬合适，以金黄色为最佳，无恶臭，分量大约两到三根。能排出这样完美大便的人通常身体棒，皮肤好。

如果大便的颜色是咖啡色，说明食用的动物脂肪，动物蛋白太多。褐色大便说明纤维素摄取太少，肉吃太多了，提醒你注意胆和肝脏压力过大。长期的褐色大便会造成酸性体质，而酸性体质就是慢性病和癌症的温床。如果大便中带有血色，可能是下消化道出了问题，如果血在表面，可能是肛门出血，要是血在大便头上，还会往下滴，患痔疮的可能性大。有些大便出血会与大肠癌、直肠癌、肛门癌有关。黑色大便更危险。它说明消化系统出了问题，也就是胃和十二指肠出了问题。可能有内出血情况，内出血排到体外就成了黑色。如果是黑黑的黏稠的血便或掺有黏液的栗子色大便，就应该疑心是否得了大肠癌或大肠内溃疡。特别是像稀泥一样的、散发着恶臭的大便，大肠癌的可能性很大。另外，如果呈墨绿色，表示食物没有完全消化或者拉肚子；如果呈灰白色，通常显示肝功能异常，要考虑胆管受压、阻塞性黄疸等，由于总胆管完全阻塞，大便因缺乏粪胆素而呈灰白色，似白陶土样。

当然大便颜色异常也未必都与疾病有关，因为吃进去的食物种类和色素直接决定了大便的颜色。例如：吃了西瓜会使大便变红，昨晚吃猪血早上排出的便就是黑的；有时候，吃了治贫血的药物、抗生素等，大便也会变黑；菠菜等叶绿素摄入多了，就会出现绿色的大便。

正常粪便应该是圆柱形、大小适中，直径两三公分的条状为佳，过软或呈颗粒状则表示肠子有老化状况。如果太粗呈粒状，通常是由于其在大肠内停留太久，平时应多吃些通便的食物；患肠道传染病、细菌性食物中毒、消化不良时，由于肠蠕动加快，大量水分伴随着不完全消化的食物一同排出，使大便呈水样或稀粥样。扁平的带状与长条状大便往往提示肠管下端狭窄，如直肠癌或直肠息肉、肛门狭窄。

另外一个能够判断肠道是否健康的就是气味。令大便和屁臭气熏天的是甲基吲哚和吲哚。肠内细菌在使食物残渣发酵或腐败的过程中会产生甲基吲哚和吲哚，在消解过程中产生的氢硫化物、氨气、甲烷也会让气味更重。如果肉类或海鲜类食物摄入多了，气味会加重，这都是因为在消解此类食物残渣的过程中产生的甲基吲哚和吲哚更多的缘故。

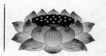

体内有病菌的时候，大便的气味也会加重。肠道内有大量的细菌，有些是有益菌，如乳酸菌，此类有益菌以乳糖为食，不会散发恶臭味。而那些不以乳糖为食的大部分病菌，如沙门氏菌和霍乱病菌等，则会制造出散发恶臭的物质。所以，发出恶臭的大便往往带有病菌，这也说明肠道内环境已经有敌人驻扎了。此外，肠老化后，大便会有酸臭味、焦臭味、腐败味。如果留意到大便的气味突然加重，这通常说明肠道不健康了，此时就得注意了。

1．便秘，小事大害

很多人认为便秘是个尴尬的话题，也觉得是个不值得一提的小毛病，通常不会去医院诊治，如果便秘严重了，就自己吃点药缓解一下。殊不知，便秘事小，危害很大。

有一患者，习惯性便秘，每次都是靠便秘药物缓解痛苦，直到有一天他发现大便上有血，才想到去医院检查，结果是患了直肠癌。所以，即使是小小的便秘也不要轻视。

长期便秘的人，很容易得痔疮。痔疮虽然称不上什么大病，并且也有十人九痔的说法，但同样不可以忽视。长期的痔疮容易发生病理改变，引发更严重的疾病。患有心脑血管疾病的人，如果同时伴有便秘的症状，更要引起重视。排便时用力过大，会使血压升高，机体耗氧量增加，很容易诱发脑溢血、心绞痛、心肌梗死，甚至危及生命。此外经常便秘还会有食欲不振、精神萎靡、烦躁不安、性欲降低等一系列危害。

便秘往往偏爱女性，这与女性活动量少以及独特的生理结构有关。过度的不科学的减肥方式，也是女性容易便秘的一个关键原因。现在很多女性将减肥当成了一种生活方式，一群群为"魔鬼身材"而发狂的女人们，为了追求所谓的骨感，前仆后继，甘愿牺牲时间、金钱乃至健康。很多女性采取以泻制肥的方法，胡乱吃便秘药，结果形成药物依赖性，没有药就不能便了。

长期便秘对于女性的危害最直接的表现在"面子"上。便秘会增加女性体内毒素，导致机体新陈代谢紊乱、内分泌失调及微量元素不均衡，从而出现皮肤色素沉着、瘙痒、面色无华、毛发枯干，并产生黄褐斑、痤疮等。此外，对于女性而言，便秘可使乳房组织细胞发育异常，增加诱发乳腺癌的可能性，每天排便的女性患乳腺癌的概率为5％，每周排便2次以下的女性患乳腺癌的概率为25％。更可怕的是，便秘还会夺去女性做妈妈的权力，孕妇便秘也会导致流产和胎儿畸形。

患了便秘后不要忙着服用那些"排毒""净肠"的药物，虽然它们能很快见效，但是这些药物也会令人产生依赖性，一旦停服，便秘就又开始了。也不要长期口服泻药，因为这类药物的长期服用，可导致肠胃功能的紊乱，出现一系列的胃肠道疾病。

医学博士建议：

防治便秘要在生活和饮食上进行调整。首先作息要有规律，便秘最喜欢找"夜猫子"。其次要合理进食，多吃含粗纤维较多的食物。坐班族也是便秘喜欢光顾的人群，长时间坐着，会阻碍肠胃的蠕动，食物不能很好的被消化，当然就要便秘了。所以，不妨在工作间隙站起来活动活动，多去几次洗手间也比一坐不动要好。排便困难倾向的人，在睡觉之前可以经常揉揉肚子，顺着肚脐，按照顺时针方向揉10～15分钟，能够刺激大肠的蠕动。早晨起床后，喝一杯淡盐水也可以缓解便秘。

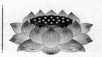

2．好好排便

拉屎也值得这样大做文章吗？是的，不仅是便秘，还有一些疾病也是因不好好拉屎造成的。有位著名漫画家给别人签名时，就喜欢用这句话：好好拉屎。这位大师一定是个热爱生活并且懂得如何生活的人。

正确的排便习惯要从有了便意就马上去洗手间开始。有些人患上便秘原因很简单，就是憋出来的。在想便的时候由于种种原因不去便，再便就困难了。对于便秘者来说，即使不想便，在固定的时间也要去那里蹲着。比如说六点半起床，那么六点半就准时去洗手间蹲着，时间久了，就会有便意，慢慢的便秘也就好了。

现在我们大多是用坐便器，虽说省了不少力气，但这东西的发明也使便秘患者人数激增。如果不能拆掉家里坐便器的话，就得注意坐在马桶上的姿势。弯腰坐着或者很松散的靠着马桶后背都不利于排便，最好的坐姿是挺胸直腰地坐着。

有些人喜欢在洗手间放本书或者一份报纸，边排边看，似乎是很会利用时间。岂不知，便秘也悄悄跟来了。阅读分散了大脑去拉屎的精力，拉屎自然就困难了。我们从小被教育做事情不能三心二意，拉屎也是一样，拉就要专注地拉。

拉屎时候的呼吸方法也是很有讲究的。其实不必咬牙切齿地使用蛮力，只要稍稍讲究一下方法，"便"很容易就畅了。建议采用腹式呼吸方式，在小腹部用力，促进肠胃的蠕动，而不是把力气用在肛门处。

拉完屎后怎么擦屁股也要注意。最好用柔软的纸从前往后擦，这个小细节对于女性很重要，从后向前擦很容易把大便里的细菌带到阴部，使阴道受到感染。男性也不要以为擦屁股跟自己没什么关系，如果肛门周围清洁不干净，会引起局部皮肤发炎，皮肤瘙痒。如果有条件，大便后用温水冲一下肛门周围会更好，不但有利于促进肛门周围的血液循环，保持肛门括约肌的弹性，对治疗痔疮也有好处。

可见，拉屎的讲究也很多，重视健康只是一句话，关键是要做有心人。

尿液里的健康学问

尿是我们身体大循环里的"清道夫"，负责把多余的盐分和废物排泄掉。尿液既然具有如此作用，我们也必须看它的"脸色"行事了。

如果不疼不痒的，我们很难去关注自己的小便，但经验丰富的医生告诉我们，小便的颜色和气味是身体健康最直接的显示计。人体排出的尿，关键在于肾的控制，如果肾脏出现了问题，例如肾小管的重吸收作用减弱了，或者肾小球的通透性增强了，都会引起尿液的变化。有些与代谢有关的疾病也会影响排尿和尿液成分的改变。因此，认识一下我们身体内的这位清道夫，学习一些鉴别小常识，是十分必要的健康功课。

1. 尿的颜色

尿的颜色是由尿液中的尿色素、尿红素和尿肌素决定的。这些成份都是体内的代谢产物，其代谢速度成一定的比例，因此在正常的情况下，尿液会保持相对平衡的浓度。正常情况下，尿液是透明的柠檬色，清澈无杂质。但尿液颜色的深浅也和摄取的水份和食物有关，喝水越多，颜色越浅。如果吃了一定量的红萝卜或胡萝卜素、核黄素等，尿会变成黄色；吃甜菜等有红色素的食物，尿会呈现淡红色甚至棕红色。如果因为这种情况出现小便颜色改变，大可不必惊慌，但若没有原因却出现小便"五颜六色"，就要警惕疾病的发生了。

如果没有大量饮水，尿液像清水一样没有任何颜色，并不表示很健康，当尿的比重和水一样，且完全清而透明时，有可能是尿崩症所引起的，如严重的糖尿病、慢性肾脏病，或脑下垂体病变，这时候就不能忽视它了。

尿液出现黄褐色，如隔夜的茶水一般，要当心胆红素尿，尿中出现胆红素，可能是肝损害的征兆，如甲肝、乙肝等各型肝炎，此外胆管结石，寄生虫性胆管阻塞等也可能有此情况。尿色深如浓茶可能是肝或胆囊疾病。因为当肝或胆囊有病时，胆汁流入肠道的路线被阻断，只能由尿中排出，尿中的胆汁含量相对增多，故尿色加深。

尿液出现粉红色或者血色，如果不是食物和药物引起的，就应该考虑泌尿系统肿瘤，尤其是老年人。如伴有腰部、下腹部绞痛，则应考虑泌尿系统结石。若伴有尿频、尿急、尿痛，则多为泌尿系统感染；若伴排尿困难，应考虑前列腺增生与膀胱结石。

暗绿色或蓝色尿，在排除了服用试剂、染料色素、药物外，应考虑是否由于小肠阻塞、伤寒、腹膜炎等疾病引起的肠蠕动障碍或患有胃病如慢性胃炎、胃癌、胃酸分泌减少等。

白色尿的情况有很多种，要根据情况区分。若尿中有像奶絮一样的物质，主要是由血丝虫病引起的，另外肿瘤、肾炎和先天性淋巴畸形也可以引起。如果尿中带有脂肪，常见于肾脂肪栓塞和长骨骨折。有时儿童出现米泔水样尿，多由于消化不良所致。若尿中似有脓性的白色物质，则应考虑生殖系统炎症感染，例如急性或慢性肾盂肾炎、膀胱炎、尿道炎、肾多发性脓肿、肾脓肿、肾结核、霉菌或寄生虫感染等。

2．尿味

正常的尿液，长时间放置，会分解出现氨臭味。但如果新排出的尿液就有氨味，常表示有慢性膀胱炎和慢性尿潴留。

若排出的尿液带有粪臭味，90%的可能是受到细菌感染的信号，很可能是大肠杆菌感染；若有苹果味，则多是糖尿病酮症酸中毒所致。

如果尿液有燃烧硫磺的气味，乐观的估计可能是因为你吃了太多的芦笋。芦笋中的氨基酸会使尿液产生这种味道。大约一两天之后，随着芦笋的完全消化，这种味道也会渐渐消失。如果没有吃芦笋，或者持续时间很长，建议到医院去检查一下。

如果你的尿液中飘出香甜的苹果气味，先别偷乐，医生会说这是因为受到病菌的感染所致。另外糖尿病人的尿液中也常常散发出水果味道，这是因为他们的尿液中含糖量过高引起的。

3．尿量

正常情况下，成人一天的尿量在1.0～2.0升之间，1～6岁的小孩大约是0.3～1.0升，7～12岁的青少年约0.5～1.5升。在正常情况下，成人每天排尿量大于2.5升为多尿，少于0.4升为少尿，而24小时内尿量少于0.1升为无尿。多尿、少尿和无尿都是疾病信号。

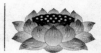

排除饮水等原因，多尿可能是糖尿病、尿崩症、慢性肾炎、神经性多尿等原因引起的，尿少见于急性肾小球肾炎、肾功能不全、肾移植患者出现排斥反应时、脱水、血液浓缩等。无尿多是因为急性肾功能衰竭和尿毒症。

4．尿感

我们是否注意自己排尿的感觉呢？其实它也能从一个侧面反映我们的身体状况。正常人排尿都会淋漓畅快，没有不舒服的感觉，若排尿时感觉尿频、尿急、尿痛等，就不正常了。

一个正常成人的膀胱，储尿量为400毫升左右，一天要排出的总尿量为1500毫升，当积尿在100～150毫升时就会产生尿意，等到350～400毫升时则会有强烈的排便欲望，这时就必须到厕所走一趟；换言之，正常状况下一天要上厕所5～6次左右。

在一些生理需求的情况下，如大量饮水、吃西瓜、喝啤酒，由于进水量增加，通过肾脏的调节和过滤作用，尿量增多，排尿次数也会相应增多，这时候便会出现尿频。

如果排除这些因素，尿频还有可能是疾病所致。比如膀胱内有炎症时，尿意中枢会处于兴奋状态，产生尿频。其他的如泌尿系统炎症，例如前列腺炎、尿道炎、肾盂肾炎、小儿慢性阴茎头包皮炎、外阴炎等都可能导致尿频出现。

由某些其他疾病引起的堵塞也会出现尿频。例如前列腺增生、尿道狭窄、尿道结石等疾病也会堵塞尿流，每次排尿都不能把膀胱内积存的尿液完全排完而有所剩余，当尿液稍有增加时，就会产生尿意。

更加严重的是，尿频还可能是膀胱肿瘤引起的。膀胱是有一定容量的，成人当尿量达到300～400毫升时就会产生尿意，万一膀胱里长了瘤子，侵占掉一定的空间，或膀胱的"左邻右舍"，例如直肠、子宫等盆腔器官患上肿瘤，会压迫掉膀胱的一定容量，膀胱缩小了当然也就可以引起尿频。

另外在排尿过程中经常出现尿液中断可能是膀胱内有结石。当膀胱充满尿液时，结石在尿液中漂浮，排尿时，尿流出一部分后，结石就象塞子一样将膀胱"出口"塞着，造成突然排尿中断。当膀胱重新积尿时，结石又浮起，尿液又可排出，这样一塞一放，反复发生。

当然，这只是从尿液物理特性的简单判断，初步分析机体的健康状态。当尿液出现上述改变时，建议去正规医院做尿常规和尿生化以及肾功能等方面的化验检查，以便早期发现病症、早期治疗。

一口痰中暗藏的疾病险情

中医认为，痰源头在脾，贮藏于肺。脾掌管运化，如果劳累过度、或者湿寒侵体，饮食失衡都会伤到脾，使得运化不济，造成湿气淤积，凝结成痰。而肺的作用是调节元气的出入升降，痰经行于肺，随着气体的运行，排出体外。中医对痰有细致的分类，有寒痰、风痰、热痰、湿痰、躁痰多种。寒痰是寒气侵犯肺所致，痰呈白色，病人怕冷，喜热饮，舌苔薄白或腻；风痰由风邪侵肺即伤风引起，开始痰白稀，以后可转黄黏痰，病人怕风，舌苔初起白，后转薄黄；热痰由热邪侵肺或先受风或寒邪而发高热数天后，使津液烧灼而转化为黄黏痰，病人怕热喜凉饮；湿痰是湿邪侵入人体(如居

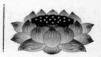

潮湿环境)，使肺、脾功能失调或饮食不节而运化失调引起。痰为白色稀水样，病人有身重、倦乏或便溏等症，舌苔薄白或白腻；燥痰由久旱气候干燥、燥邪侵肺，痰黏稠不易咳出或有咳血，病人觉口鼻咽燥等症，舌苔薄黄；对于不同的痰症，中医有不同的疗法。

现代医学认为咳痰是人体的一种防御表现。气管和支气管内壁覆盖有一层黏膜组织，在黏膜的下面有粘液腺和浆液腺，平时会分泌一定量的粘液以保持气管黏膜的湿润，并可以把吸入的尘埃、细菌等黏附住，保护肺的健康。当呼吸道受到外界的强烈攻击，例如刺激性的气体、粉尘、病原入侵等，两个腺体的粘液分泌量会增加，其实就是调集兵力，加强防守。在细菌及其毒素的作用下，产生一些变性坏死组织细胞，潴留在支气管内，粘液和这些变性坏死的组织细胞就构成了痰。痰可刺激呼吸道黏膜引起咳嗽乃至哮喘，并可加重感染，影响正常呼吸功能。如果痰液黏稠或形成痰栓，会阻塞呼吸道甚至发生窒息等危险。

痰液的异常可以提示很多疾病。正常情况下，人很少有痰，虽然黏膜下的腺体会不断地分泌粘液，但是这种粘液数量少，一般不会产生异样的感觉，多数情况下都被我们不自觉的咽下去了。当痰量、颜色、气味、性状等方面出现异常时，就是疾病来敲门了。

痰的颜色变化为判断呼吸系统的疾病提供了十分重要的线索。如气管、支气管、肺部发生细菌感染时，痰中含有大量脓性细胞，通常咳出的痰呈黄色。患有肺炎或大叶性肺炎时可咳血痰或铁锈色痰；白色泡沫痰常见于支气管炎、肺气肿及哮喘患者；肺脓肿、支气管扩张及重症肺结核的患者咳痰呈黄绿色；如果咳出的痰呈巧克力的颜色，要考虑是阿米巴病原引起的；肺吸虫病的痰呈果酱色；肺水肿的痰呈粉红色稀薄泡沫性，如伴有呼吸困难，则为急性肺水肿，需及时抢救；红色或者棕红色的痰，是由于痰中含血红蛋白所致，见于肺炎或肺梗塞患者。痰中有血丝或小血块，表明支气管或肺内有出血的病灶，要考虑肺结核或肺癌。当然，慢性支气管炎在剧烈咳嗽以后，痰中也会有小量血性痰；黑色痰可能是吸入灰尘太多引起，多见于煤矿工人，长期吸烟的人也会吐黑痰，病理性的黑痰常见于慢性咽炎或慢性过敏性气管炎。

痰的气味也透露着疾病的信息。正常人的痰液常无特殊的气味。痰量很多并且有腥臭味可能是肺脓肿；如果痰液颜色发红并发出恶臭，很可能是肺癌晚期；闻到痰中有血腥味，是痰中含有血液的缘故，见于肺结核、支气管扩张等疾病患者。

痰的性状也是痰液辩病的一个方面。烂桃样的痰常见于肺吸虫病患者，是由于咳出的痰中带有大量坏死的组织而导致的。粘液脓性痰，外观呈淡黄色块状，常见于支气管炎、支气管肺炎或肺部混合性感染、肺结核等疾病；如果咳出的痰稀薄透明和富于泡沫，如浆液一般，可以考虑是肺淤血，也可见于没有严重感染的支气管扩张或肺水肿的患者。如果发现痰液有分层，上层为泡沫，泡沫下为脓性成分，中间有一些混悬粘液，多见于支气管扩张、肺脓肿、肺结核空洞等。结核性脓胸咳出的脓性痰多呈稀薄米汤状。

正常的情况下一般无痰或者痰量很少，如果发现痰量忽然增多，要引起重视。当发生上呼吸道感染、急性支气管炎时，痰量会比平时多，但不会太多。肺炎早期痰量也会有增多。如果痰液很多，可能是肺脓肿、肺结核并发空洞、肺水肿等。通过痰量的变化，患者还可以了解病情变化情况。如痰量由多变少，表示病情已有好转；如痰量由少变多，则提示病情加重，或病情性质改变。

在人体的分泌物中，痰是传播疾病最多的一个。痰中有几百种

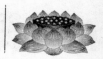

细菌、病毒、真菌、支原体等。

　　大量咳嗽吐痰的人往往是身体患有各种疾病的人，他们的痰液里存在着更多的致病物。病人吐出的痰，相当于细菌的"培养基"，一口痰中会"驻扎"成千上万的病菌。在肺结核病人的一口痰中，有五千多万个结核杆菌，病人一天所吐的痰中，结核杆菌高达30多亿个。结核杆菌在痰中的生存能力很强，在阴暗角落里可以生存6～8个月，在6℃～10℃环境中可存活数月至数年之久，在阳光直射下也能存活一天左右，而痰在干燥之后，被风刮起，可形成4～5微米的尘埃在空中漂浮，这种尘埃飞沫若被健康人吸入，就有可能感染肺结核。痰液中的致病细菌主要通过空气传播，因此通过痰液可能传播的疾病有传染性非典型肺炎、肺结核、流行性感冒、霍乱、麻疹等。有人随地吐痰，其他人都有吸入致病细菌染病的机会，因为痰中致病微生物会蒸发到空气中，经风一吹，这些疾病的病原体就会在空气中扬起，甲在某地吐了一口痰，100米之外的乙也会"中招"。

　　痰是呼吸道传播疾病的元凶，这个道理已被现代医学所认识。所以禁止随地吐痰。不准随地吐痰，不等于把痰不吐出来而往肚内咽，我们千万不能把含大量细菌、含有害有毒物的痰往肚内吞，这是极不卫生的，打个比方：自己有痰往肚内咽，等于别人的痰往自己嘴里吐一样，想想这脏不脏，想到这些，以后可能再也不敢将痰往肚内咽了。有了痰，我们必须吐在痰盂内，或者吐在卫生纸内丢入垃圾箱。

　　医学博士建议：咳痰的正确方法

　　不要在痰液刺激气道咽喉时被动地将痰咳出，咳痰要主动一些。先用鼻深吸气，然后放松用嘴呼气，重复1~2次，再深吸气，在吸气末收缩腹部用力咳嗽。同时为使咳嗽更加有效，可以喝一杯热水，湿化痰液，因为充足的水分可以使痰液变稀，从而更易咳出。

精液，男性健康的镜子

一个生命的诞生出现在精子和卵子结合的瞬间，这瞬间的结合能否成功，精液起到了决定性的作用，因此精液是一个男性判断自己生殖能力和性能力的重要依据。中医有肾精一说，肾精就是身体吸收了水谷精微之后贮存在体内的生理物质基础，肾精不完全等同于精液，它是一个宏观的概念，但精液是肾精的主要组成部分。所谓肾主藏精，肾脏掌管能量的储存和调配。因此，肾与精密切相关，精有异样，病根在肾。

从现代医学看，精液由精子和精浆构成，精子量很小，绝大部分是精浆。精浆中90％是水，其他还有脂肪、蛋白质颗粒、色素颗粒、卵磷脂小体、酶类、果糖等多种成分。虽然男性对于精液很熟悉，但是还会有很多疑问。当我把这些疑团层层拨开之后，精液中隐含的健康秘密也就明晰地呈现于眼前了。

1．精液量多量少的问题

有的男性精液很少，很担心将来不能生育。精液的多少是由什么决定的呢？一次性射精多少才是正常的呢？

按照中医的理论，精液是人体吸收了水谷精微产生的，那么精液的多寡就应该由获取的能量有关。但是个体的差异很大，谁也无法计算一个男性一生中蕴藏多少精液才是标准的，医学家也不能

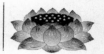

给出一个准确的数据。但是每次射精的量还是有一个相对的参考标准，临床证明如果一个男性的一次射精少于2毫升，可视为精液量少，如果在1毫升以下，就会引起不育。那么是不是越多越好呢？当然也不是。如果精液量大于7毫升是一种病态，应该考虑是否有阴囊炎症。精液多并不能说明精子多，其实精子的量没有变，只是精浆因为炎症导致过量分泌所致，过多的精浆会影响到精子的活动，降低受孕的机会。所以，精液多也不是好事情。

精液的多寡与一个人的体质，性生活次数，手淫习惯等有关。虽然精子可以源源不断地从体内产生，但是频繁的射精会导致"供不应求"，精液量自然会减少。

2. 精液的颜色问题

很多男性被自己变化不定的精液颜色搞得很头疼，时而乳白，时而发黄，有时又像鸡蛋清那样透亮，到底正常的精液是什么颜色，他们很困惑。

精液的颜色由精液内的构成物质决定。正常的精液是灰白色或稍带点土黄色，如果禁欲时间较长，颜色会黄些，并且较为黏稠，这都是正常的。

如果精液呈乳白色或略带黄绿色，表明生殖道内有炎症，很可能是前列腺和精囊的化脓性感染。有些人看到自己精液呈红色，精中带血，很害怕以为是患了绝症。这种血精一般是炎症引起的，常见的是精囊炎和前列腺炎，当炎症发生时，精囊充血水肿，会引起小血管破裂出血。另外，结核、血吸虫病或全身血液系统疾患偶尔也可引起血精。出现血精时，关键要找出原因，对症治疗，只要及时发现，及早治愈，没什么大问题。

3．关于黏稠度的问题

偶尔会发现自己的精液跟水一样稀薄，这是怎么回事呢？

人体是很精妙的，每一个环节都设置的很巧妙。正常的精液有一个变化的过程，最初在生殖道内时是液体的，这有利于射精。当射出体外时变为凝固的胶状，这有利于保护里面的精子。大约5～30分钟以后，胶状的精液开始液化为水状，这样有利于精子游向卵子与之相会。

如果精液射出体外时就如水一样稀薄，与性生活过频有关，长期手淫也会导致精液稀薄。精液稀薄、精子量少是不育的一个病因。另外还有一种情况是精液不液化。如果前列腺或精囊发生炎症等疾患，由于水解酶的分泌缺乏或被破坏，这些患者的精液有可能长时间不液化或液化不完全。由于精液黏稠度过高，精子无法正常游动，自然也会造成不育。

医学博士建议：

日常生活中，我们可以根据以上内容对自己的精液进行自我检查。当然，精液的健康指标不仅仅是上述三点，如果发现自己的精液出现了异常情况，还是要到正规的医院做一个精液全面检查。这里面会涉及到精液的酸碱度，精子的数量以及活动量等问题，这些都是肉眼观察不到的。

白带，女性病情的参照物

白带是女性阴道的分泌物，它是由阴道粘膜的渗出物、子宫颈

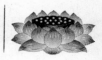

的腺体分泌物和子宫内膜的分泌物混合而成。白带的多少，往往与雌激素水平的高低有关，因此青春期前的女孩是没有白带的。青春期以后，女性的卵巢开始发育，雌激素的分泌量增多，白带也开始出现了。随着年龄的渐长，雌激素水平到达峰顶后开始下滑，白带分泌量也逐渐减少，到女性绝经后，白带也几乎没有了。

正常的白带可以湿润阴部皮肤，使女性的阴道处于前后壁紧贴状态，可以减少阴道前后壁之间的摩擦，保护阴道壁不受损伤。同时，这种湿润状态使妇女的阴道润滑并富有弹性，有利于提高性生活的质量。白带还是女性的天然保护屏障。白带中含有带糖元的物质，阴道内的细菌可使糖元发酵变成乳酸，这样就维持了阴道的酸性环境，就像一道消毒防线，阻止了外面的细菌闯入。在排卵期，白带还是精子通行的润滑剂。在白带的协助下，精子才能冲破层层阻碍，顺利着陆。白带作为生殖道的分泌物，女性可以根据白带变化的蛛丝马迹，判断生殖器的健康状况。

中医认为，作为人体体液的一种，白带与人体脏腑经络的功能密切相关，其中关系最为密切的是脾和肾。因为脾主运化，肾是藏精纳元之地，如果脾失健运，肾失封藏，都可以导致白带增多。此外，心肝失职也可以导致白带异常。白带还与经络有关，《素问·骨空论》中说："任脉为病，男子内结七疝，女子带下瘕聚"。也就是脏腑经络的疾病都可以在白带上有所反应。

具体如何从白带上观察病况呢？白带的异常主要从气味、颜色、量的多少、性状等几个方面表现出来，如果这几个方面不正常了，可能就是生殖系统在提醒女性，它生病了。

正常的白带是没有任何气味的，如果白带有了异味，一定是疾病引起的。白带发出鱼腥味，大概是阴道炎在作怪。有一部分由阴道嗜血杆菌引起的阴道炎，会使白带有一股特殊的鱼腥味。同时，还伴有阴道灼热、疼痛、瘙痒、外阴潮湿等症状。一些厌氧菌感染、滴虫性感染或阴道嗜血杆菌感染的阴道炎，白带常有腥臭味。白带恶臭，常常是生殖道严重感染或肿瘤引起的。如生殖道的恶性肿瘤、严重的子宫内膜炎、重度的宫颈糜烂。特别是老年妇女，如果出现白带恶臭，而且颜色鲜红，往往是恶性肿瘤的信号。

正常的白带颜色应该象鸡蛋清那样，清亮略发白，如果出现其他颜色也要引起足够的重视。白带发黄是最常见的现象，严重时，内裤都黄黄的。这一般是生殖道感染的征兆，通常是细菌性的感染，常见的疾病有阴道炎、宫颈炎、子宫内膜炎、急性或慢性盆腔炎。如果黄中还犯着绿色，有泡沫、怪味，且阴道有烧灼感，外阴瘙痒，这可能是有滴虫在"骚扰"它。白带发红，常常是生殖道出血的表现。颜色越红，量越多，越说明出血严重。年轻妇女白带发红，多属于感染、外伤所致；年长妇女白带发红，除了感染外，还要想到恶性肿瘤，如宫颈癌、子宫内膜癌。患输卵管癌时，由于肿瘤刺激输卵管上皮渗液及病变组织坏死，白带呈间歇性、清澈、黄红色液体，一阵一阵地从阴道向外流出，绵绵不断。孕妇发生白带色红，要警惕流产或早产。

白带的稀稠变化也有疾病在大做文章。正常的白带保持一定的黏稠度。在排卵期或妊娠期时，常为稀薄的清鼻涕样，并可拉成长丝。在一般情况下，又变得比较黏稠。如果白带过于黏稠，特别是有异常气味时，可能是炎症。当白带变得像豆腐渣时，是霉菌性阴道炎的典型症状，病人同时还有严重的外阴瘙痒。患有性传播疾病的人，白带中有脓。白带过稀，也不是好现象。白带呈乳白色水样，可出现在盆腔肿瘤、子宫后屈、慢性全身性疾病（心力衰竭、

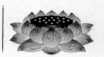

糖尿病、贫血、肺结核等）患者，是因为盆腔及子宫充血、阴道分泌物增多所致。

白带量多量少也应注意。一般说来，各人白带量多少不等，同一人在整个月经周期中也有不同的变化。一般在月经中期，由于宫颈内膜腺细胞分泌旺盛，白带可增多，似蛋清，呈稀薄透明状。行经前后盆腔充血，阴道粘膜渗出物增加，这些都属正常的变化。正常情况下，年轻妇女的白带量较多，随着年龄的增长，白带量会减少。例如排卵前后、上环以后，白带的量都会比平日增加。但是，患有子宫颈炎的病人，白带的量增多，呈乳白色、粘液状，严重的时候，可呈红色、脓性。这些病人，医生检查的时候，通常还会伴有宫颈糜烂。有些生殖道的肿瘤，开始的时候，白带也增多，像水一样，同时有异常气味，或者夹带有血丝。白带过少，也是疾病的表现。白带减少的主要原因是卵巢功能低下或早衰。生育期的妇女，白带减少不是一件好事，往往是疾病的信号，千万不要忽视。

医学博士建议：摆脱白带异常的困扰

1．清洗外阴，但要适度。每天只需用清水清洗足已，因为如果用清洁剂清洗，尤其是阴道内冲洗，会破坏阴道内正常的微生物群落，引起霉菌趁虚而入。

2．与病毒绝缘。不要随随便便就在宾馆的浴缸里做"泡浴美人"，滴虫在外界环境中有很强的生存能力，40℃左右的浴池温度正是滴虫最适合生长的温度；消毒不好的游泳池也坚决不要去游泳。想防病很简单，就是杜绝一切与病菌亲密接触的机会。

3．小心夫妻间传递。性生活容易造成交叉感染，如果得了滴虫性阴道炎，别忘了让他一起治疗，否则他也会成为带菌者，因为男人感染了滴虫没有什么症状，容易被忽略。不管夫妻双方哪一个患了病，都要坦诚地与对方讲明，共同治疗才能彻底把病治好。

4. 好好避孕。在性越来越开放的今天，由于避孕失败或者避孕意识不强而导致意外怀孕的女孩越来越多，并且呈现低龄化。频频的流产，对身体造成严重的损害。很多妇科疾病都是流产的后遗症。

5. 性健康。精子进入阴道后产生一种精子抗体，这种抗体一般要在4个月左右方能消失。如果性伴侣多，性交过频，那么，则会产生多种抗体（异性蛋白），在短时间内进入女子体内，从而干扰了产生精子的抗体反应，容易罹患宫颈癌。

6. 定期做妇科检查。成年女性由于生理的原因，以及性生活和生育的影响，阴道受感染的机会很多。据调查，有九成以上的成年女性患有不同程度的妇科疾病，但是许多人由于不好意思或者压根就认识不到自己的生殖健康状况已经很恶劣，所以定期做妇科检查是很有必要的。

第九章
病未生，先知道

我们经常听别人说某某长得真像她母亲，看到她就像看到了她母亲当年的样子。从健康的角度看，很多时候，看父母，就可以知道自己。此话怎讲呢？我们知道许多疾病的根源都与遗传基因有着莫大的联系，往往父母患有某种疾病，其后代也会发病，或者父母有的疾病基因是隐性的，而在后代的身上发病。所以了解父母的病史就是在为自己打预防针。

从五官看五脏

春天到来的时候，小草抽芽，百花齐放；秋天来临之际，树叶变黄。通过花草树木的荣衰，我们能够感知四季的变化。人与自然同理，五脏的状况也是要通过体表特征来显现。人体的五官与内脏的各个部位存在着一一对应的关系。正所谓，一叶知秋，观五官便可知健康！

眼睛素来被称作心灵的窗户。美目盼兮，回眸一笑百媚生，眉目传情……我们创造出这么多词汇来说明眼睛对传达感情的重要作用。孰不知，这飞波流转中还有另一层深意，那就是警示肝脏健康的蛛丝马迹。古医书有云："目为肝之窍。"《四诊诀微》中甚至把眼睛的大小直接与肝脏的大小挂起钩来，认为"目大者肝大，目小者肝小"。因此肝脏的病变可以通过眼睛窥探到一丝端倪。肝脏的血液循环和眼睛的血液循环是对应的。如果肝脏的血液循环不畅，直接会作用到眼睛上，造成视力下降和眼疾。从经络来看，足厥阴肝经连接于目系，肝脏的经络是否畅通，也关系到眼睛的健康。例如，那些患有夜盲症的人大都因为肝虚所致。如果眼珠出现肿痛，伴随头痛、头晕等症状时，多数是因为肝火内热；如果眼角发青，也要小心肝脏疾病。患有肝炎的人，眼睛虹膜通常呈现黄色。因此，关注肝脏的健康，首先要从眼睛看起。

耳朵虽小，却是一个很好的健康预报员。耳诊学研究发现，耳部相应方面出现异常，包括位置、形状、色泽和感觉的改变，常可预警内脏恶性肿瘤的存在。中医认为，耳与肾的关系最为密切。"肾开窍于耳"，民间也有大耳长寿的说法。《四诊诀微》这样解释耳与肾的关系："耳焦如炭色者，为肾败，肾败者，必死也。"
《灵枢·口问篇》中说："耳者宗脉之所聚也。"耳朵是全身经络
分布最密集的地方，耳朵上有260个穴位，十二经脉、三百六十五
络的别气都要经行于耳，耳朵是全身经络的通道。因此，耳与肾及
所有的内脏组织都息息相关。肾之精本是否稳固，可以从耳朵的颜
色、形状、大小以及听力是否正常来判断。例如，双耳最上部的耳
廓边缘低于双眼则表示肾气不足。耳朵瘦小则表示肾中精气虚。听
觉是否灵敏，和肾中所贮藏的精气有密切关系。肾精气充足的人，
听觉才会灵敏。反之，如果肾气虚弱不足，就会造成听力障碍。

临床上，通常把鼻的异常情况作为诊断肺病的依据。这是因为
"鼻为肺之窍"。鼻属肺系，为气体交换通道，是肺的门户。《灵
枢·脉度》说："肺气通于鼻，肺和则鼻知香臭矣。"鼻道通畅，
肺的呼吸才清顺。从病理上说，肺脏失调是导致鼻发生病变的主要
机理。如果肺气虚弱，那么鼻窍就容易感染外寒而致病。在感染风
寒的时候会流清鼻涕，是因为肺被寒气所侵，而发烧时往往鼻塞，
鼻流浊涕，这是因为风热袭肺，肺阳过剩所致。因此，在治疗鼻炎
等鼻腔疾病的时候，调养肺气是很关键的。鼻子不仅与肺相连，通
过鼻子以及鼻周围表征。可以判断其他疾病。例如，鼻头摸起来发
硬，可能是胆固醇过高，鼻头发红，要当心心脑血管疾病，鼻头呈
现棕色，要注意胰腺和脾脏方面的疾病。

《素问·阴阳应象大论》："心主舌……在窍为舌。"舌是
主要的语言器官，又掌管味觉，语言和味觉都受心神控制，舌的
经络与心相连，因此舌的功能与心密切相关。所谓"舌为心之外
候""舌为心之苗窍"，都是说通过对舌的观察，可以了解心脏
和神志的状况。如果心有病变，可以从舌上有所反映。比如心阳不

足，在舌表现为舌质白嫩；心阴不足，则舌质红瘦；心血不足，舌质淡白瘦薄；心火上炎，舌尖红赤，舌面生疮；心血不畅，舌苔紫暗生斑；心神涣散，则会出现发音不全，失语等现象。舌除与心有密切联系外，与脾、肾、肝等内脏也有关联。中医把舌头分为舌尖、舌中、舌根、舌边四部分。通过这四部分查看五脏的病变。心、肺的病变通常反映在舌尖上，心火旺的人通常舌尖赤红。脾胃病反映在舌中部，胃火旺的人则会出现舌中苔黄。肝胆病反映在舌边，肾和膀胱病则反映在舌根。

口，位于消化道的最外端，是食物进入体内的大门。唇齿舌是口中的主要器官。五官中的口是"脾之窍"，脾主运化，脾气健，则食欲旺；脾失健则食欲不振，口淡乏味；脾虚则口甘口腻，脾热则口舌生疮。脾"其华在唇"，口唇的色泽可以反映脾的气血盛衰。脾是气血生化之源，脾气健旺，则唇色红润有光泽；脾气虚弱，气血失运，唇色则淡白无华。《灵枢·本藏》中以唇的形态看脾的形态："揭唇者脾高，唇下纵者脾下，唇坚者脾坚，唇大而不坚者脾脆，唇上下好者脾端正，唇偏举者脾偏倾也。"

中医认为齿为骨之余，齿骨同源，都由肾的精气滋养。牙齿坚固则说明肾的精气充盈。肾中精气不足，则牙齿易致松动，容易过早脱落。从经络上看，手足阳明经都汇入齿龈中，因此齿龈的某些病变也可能与肠胃功能不调有关。一般说来，齿龈急性红肿疼痛、出血，多属胃热。

眼、耳、眉、鼻、口就像五脏的五面反射镜，通过色、形、声、味、触、觉、欲等各种光束告诉我们身体内部的状况。因此，日常生活中我们只要留心五官的细微变化，许多疾病是可以及时发现及早治疗的，甚至能够防患于未然。

从胎儿情况看一生健康

有人把母亲的子宫称为胎儿的"温室"，胎儿的"宫殿"，这很有道理，但现在发现子宫并不是一个与世隔绝的"世外桃源"。从受精卵种植于子宫内膜起始至分娩为止的280天中，这个胎儿的"天堂"同样经受着很多有害物质的侵袭，而这些侵袭很可能决定胎儿及其日后一生的命运。

1．乳腺癌始于胎儿

近年来，一些科学家提出一种大胆的假设：乳腺癌的发生起始于胎儿时期，认为一个女性的乳房会不会产生癌变，与她在母亲子宫内时是否接触有害物质是有密切关系的。

很久以前科学家就已发现，孕妇的子宫部位若接触放射线剂量过大，产下的小孩患白血病和其他肿瘤的机会是正常情况的几倍。

现在发现，生活在子宫中的胎儿接触到较高浓度的雌激素，也有可能是日后发生乳腺癌的原因。

科学家将孕期孕吐严重和肥胖，作为孕期高雌激素的指标，这些孕妇生下的孩子体重较重，女孩以后患乳腺癌的发病率较高。科学家还发现，女孩乳腺癌的机率与出生时母亲的年龄有关，母亲生育年龄越大，女儿患病的机率越大。而年轻孕妇血中总雌激素的浓度，明显低于年龄较大的孕妇。

补救措施：为了预防乳腺癌，必须从胎儿还在母体时就注意避免高雌激素的生长环境，这包括生育年龄不要太大，孕期不要进食过多脂肪类食物，不服用含有雌激素的补品等。

2．胎儿期种下的祸根

除了乳腺癌，还有不少癌症是在胎儿时期种下祸根的。儿童癌症的发病率呈现逐年上升的趋势，在一些发达国家中，癌症已经成为儿童死亡的常见原因之一。并且，因环境中致癌因子的增多，儿童癌症已高达50多种。

有很多儿童癌症虽然发生在儿童期，但起因则可以追溯到母亲的子宫，一些对成人来说或许是微不足道的致癌物质，对胎儿来说却是令人担忧的恶性刺激，这些致癌因子大多通过胎盘而进入胎儿生长发育的子宫。

研究表明，住宅内或周围喷洒杀虫剂的家庭中，儿童患白血病的危险性是未喷杀虫剂家庭中儿童的3.8～5.5倍。如果父母在工作中经常接触化学物质，他们的孩子患白血病的机会便明显增加。

在中国农村，将近一半的儿童白血病与农药及其他致癌化学物质密切相关。除了一些致癌的化学物质之外，放射性辐射的危险性也不容忽视，妇女怀孕后照射腹部，可使其胎儿受损害，孩子日后患白血病的机会也会增高。近年研究证实，孕妇在孕期无论本人吸烟还是"二手烟"，其子女日后患白血病与其他癌症的危险都会升高。

补救措施：为预防儿童癌症，必须从改善子宫环境开始。妇女在怀孕早期应注意：避免接触农药、杀虫剂与其他有毒物，包括受农药污染的食物；不可滥吃食物;不要接触放射线物质，尽量避免作X线检查，特别是腹部检查;不要吸烟、酗酒，要合理饮食。

3. 胎儿营养与智力

每对父母都希望自己的孩子健康、聪明，谁也不愿意生个多病、智力低下的孩子。如果想要称心如意，父母在孕期就要照顾好自己的孩子。

众所周知，胎儿的生长发育完全依赖于母亲提供的营养，胎儿营养的好坏不但关系到胎儿的生长发育，而且关系着其未来一生的健康。孕妇如果营养不良，就可能造成孕期血容量增加量的减少，心搏出量、胎盘血流量都随之减少，这样的后果是：胎儿在子宫内发育缓慢，即使是足月产的婴儿也特别瘦小，表现为体重不够2500克、身长低于45厘米，俗称"小样儿"或"低体重儿"。这样的新生儿免疫力极低，易感染传染病，肾脏发育不全，体温调节功能差，碳水化合物和蛋白质代谢功能不良，更容易患病，甚至死亡。

产妇在妊娠期体重增长低于7千克或大于15千克时往往容易生出"低体重儿"，由于很多神经的发育，肾脏和肺脏的成熟都在孕后期，因此早产儿或"低体重儿"发生组织缺陷的机会也较多。

妊娠期某些营养素的缺失或过量，有导致新生儿先天畸形的危险，比如妊娠早期缺乏锌元素或叶酸的胎儿可能发生神经管畸形，摄入过多的维生素A则可能出现脊柱裂和脑膨出。孩子牙齿发育的好坏与孕期母体钙质的摄入量有关，母体缺钙则胎儿的牙齿就长不结实，幼儿期易患龋齿。妊娠期母体发生严重的贫血或营养不良还可能导致流产。

科学家在英国进行的一项健康调查显示，孕妇的饮食与胎儿今后的健康有密切关系。调查中研究人员共走访了2万名年龄在20岁～34岁的妇女，根据她们在孕前和妊娠期间的营养健康状况对胎儿的影响进行研究。负责这项研究的科学家说，改善胎儿在子宫中的营养状况是预防冠心病、中风和糖尿病等疾病的重要一环。因此，为已经或将要怀孕的年轻母亲提供正确的饮食指导，对增进下一代的健康有很大关系。

孕妇如食用不平衡膳食或某些营养素补给不足时，首先受影响的是胎儿。我国曾对因孕期营养不良所致的足月低体重儿进行长达16～20年的随访，发现智力低下者占5.8%，而一般人群中智力低下者仅为0.5%。

胎儿在发育过程中，大脑中的神经细胞在10～18周胎龄时便开始增殖，25周至出生头6个月为激增期，出生6个月后增殖速度显著变慢，而主要表现为神经细胞体积的增大。

脑组织发育有一个特点，细胞的增殖是一次性完成的，错过这个机会，便再也无法补偿。

在孕期中尤其是后半孕期，如果母体热量、蛋白质供给不足，就可能造成出生时脑细胞数量减少。

孩子出生后直到断奶期，如果授乳母亲营养不足或婴儿喂养不当，也有可能使脑细胞分裂增殖减少。

种种研究结果表明，营养和人的智力发育是有密切关系的，而最为关键的时期是后半孕期。世界卫生组织建议在妊娠的后半期内，每日应增加优质蛋白质9克，相当于牛奶300毫升或鸡蛋2个或瘦肉50克。孕后期更应重视铁、钙、磷和各种维生素的摄入。如由于某些无法避免的原因，已经造成胎儿营养缺乏，应尽量为婴儿补充营养，生后6个月内补充可以避免婴儿感知功能的永久性损害。对智力低下的婴儿，在4岁前补充营养，其智商还会有所增加，而4岁以后补充，就已经为时已晚了。

所以说，一个人的健康和幸福，有时很可能与自己在母亲子宫内的状况有关，不少疾病起源于胎儿时期。所以，如何使子宫内的环境更安全，就成了改善人类生命质量的重大课题，也是人类生殖健康的最需要重视的部分。

为了生一个健美、聪明的宝宝和保护母体健康，孕妇吃喝就要注意以下"十忌"：

医学博士建议：孕妇吃喝"十忌"

1. 忌挑食、偏食：孕妇长期挑食、偏食，可以造成营养不良，影响胎儿的正常生长。所以，孕妇应多吃富含蛋白质、维生素、钙、铁等营养成份并且容易消化的食物，如鸡蛋、瘦肉、豆制品、鲜鱼、花生、新鲜蔬菜和水果等。

2. 忌饮可乐：孕妇过多饮用可乐类饮料会对胚胎造成重大的伤害，因为可乐类饮料主要是用可乐果配制而成，而可乐果含有2.6%咖啡因和可乐宁等生物碱。这些生物碱可以通过胎盘进入胎儿体内，会对胎儿的脑、心、肝和胃肠等器官的正常发育起到不好的影响。

3. 忌营养过剩：孕妇过多地食用肉类、鱼类、蛋类和甜食等，可使体内儿茶酚胺水平增高，使胎儿发生唇裂、腭裂的机率增高；孕妇过多地进食动物肝脏，体内维生素A量明显增高，可影响胎儿大脑和心脏发育，甚至出现生殖器畸形。因此，孕妇对营养丰富的食物也不宜摄入太多。

4. 忌常喝咖啡：咖啡中的咖啡因也会影响胚胎的正常发育，因为它会与细胞中脱氧核糖核酸结合而引起突变，孕妇常喝咖啡有造成流产和畸胎的危险。

5. 忌吸烟：香烟的烟雾中有数百种有害物质，孕妇吸烟或被动吸"二手烟"都会严重影响胎儿的正常发育。据统计，世界上每年有8千多名胎儿死于母亲吸烟或被动吸烟，这主要是由于烟雾中的一氧化碳和尼古丁通过胎盘影响胎儿，致使胎儿在宫内缺氧，心跳加快所造成的。

6.忌食农药污染的水果和蔬菜：孕妇吃了被农药污染的水果、蔬菜后，会导致基因正常控制过程发生转向或胎儿生长迟缓，从而导致胎儿先天性畸形；严重的还会导致胎儿发育停止、流产、早产甚至死胎。

7.忌常饮浓茶：孕妇常喝浓茶对胎儿骨骼的发育会造成不良影响，严重的还能导致胎儿畸形。

8.忌菜肴过咸：孕妇常吃过咸的食物，容易导致体内钠潴留，引起浮肿，影响胎儿的正常发育。

9.忌饮酒：孕妇嗜酒会导致胎儿在子宫内发育迟缓，增加早产率和围产期死亡率。

10.忌多吃罐头食品：罐头食品中的化学添加剂对健康成人虽然没有太大的影响，但对母体中的胎儿影响很大，它可能会影响胎儿的细胞分裂，造成发育障碍，引起流产和早产。

4．噪声有害胎儿

经常接触噪声的孕妇和正常人群相比，妊娠中毒症发生率分别为14.37%和7.54%，妊娠高血压的发生率分别为12.51%和7.48%，自然流产率分别为7.65%和6.11%，低体重儿的发生率分别为3.56%和1.71%，两者的差异非常明显。在噪声污染较轻的环境下，死胎、死产和畸形儿的发生率与正常情况没有太大差别，但是当噪声大于100分贝时，死胎、死产和畸形儿均随噪声级别增高而增加。研究表明，噪声无论是对动物还是人类的妊娠都会造成不良影响。居住在机场周围的孕妇早产率高;在噪声环境中作业的女工发生妊娠中断、流产、妊娠中毒症、早产等的危险性要比正常人群高出3倍。

由此可见，母亲的子宫并不是一个不受外界干扰的"人间天堂"，外界的强大声波几乎是未被削弱地进入子宫内。

美国科学家设计了一项有趣的实验：把一个微型麦克风放置在胎儿头部的后方，结果发现外界声音的基本音节全部能传入子宫，胎儿居然能清晰地听到体外人们的讲话声、开门声和小车通过的声音。传到子宫的声音仅比外界低10分贝，加上胎儿中耳充满液体，又可将声音降低15～20分贝，因此，胎儿所感受到的声音只比外界低25～30分贝而已。

这只是胎儿发育早期的情况，到胎儿32周时，胎儿的听力已接近成人，外界噪声能明显干扰胎儿的睡眠、休息，连续10分钟的大声音就会造成胎儿血压升高，心血管发生变化。孕妇置身于100分贝环境中时，胎儿的心率和胎动表明，胎儿存在焦虑和不适感。因此，孕妇生活在噪声环境中不仅对自身健康毫无益处，也不利于胎儿的正常生长发育。

由此看来，胎儿期也是影响人体终生健康的重要因素之一。生活水平、营养状况的大起大落，都会影响体内新陈代谢和内分泌系统，甚至导致严重疾病。因此，优生优育，孕期保健，科学育儿，可使下一代终生受益。

医学博士建议：远离噪音，获得安静的生活环境。

1.向公司和同事请求支持，调离有噪音危害的工作环境，远离噪音源。

2.减少去闹市的次数，缩短在商场等喧闹场所的时间。

3.在家中听音乐或看电视时把音量尽量调低一些。

4.少去或尽量不去KTV等喧闹的娱乐场所。

5.向邻居请求支持，减少喧哗、震动带来的噪音。

看父母，就知道自己

人类有许多病是遗传的，这种现像在过去很长的时间内没有得到重视，其实许多病只要看父母的情况，就能知道自己未来的情况。只要我们弄懂了遗传病，弄清了长辈曾得过什么病，我们就能尽早地预防，从而让自己避免走上长辈的老路。

一、部分遗传性疾病的特异征象

有一些遗传病往往表现出一些特异性的综合征，了解这些综合特征有利于及早发现及治疗。有些遗传病的症状和体征的特异性较强，可根据症状和体征作出初步的判断。

遗传病的症状和体征多种多样，下列常见表现可作为遗传病初步诊断的参考：

（1）全身状况：发育迟缓、体重低于年龄增长、智能发育障碍、精神和行为及其他，如哭声似猫叫等。

（2）头部：小头、巨头、舟状头、小颌、枕骨扁平、满月脸。眼距宽、内眦赘皮、小眼球、无眼球、小眼裂、眼裂外斜、上睑下垂、无虹膜、蓝色巩膜、斜视、眼球震颤、角膜混浊、白内障、色觉异常、近视。耳低位、小耳、巨耳、耳聋、耳壳畸形。鼻梁塌陷、鼻根宽大。唇裂、腭裂、巨舌、舌外伸、齿畸形等。

（3）颈部：宽颈、蹼颈、短颈、发际低位等。

（4）躯干：鸡胸、盾状胸、脊柱裂、乳间距宽、乳房发育异常、疝等。

（5）四肢：小肢、短肢、多指(趾)、并指(趾)、短指、蜘蛛指(趾)、拇趾与第二趾间距大、摇椅状足、肘外翻、髋脱臼等。

（6）皮肤：皮纹改变、皮肤角化过度、鱼鳞状皮肤、无汗、肤色异常(色素过多或减少)、多毛等。

（7）外生殖器及肛门：隐睾、外生殖器发育不全、尿道下裂、小阴茎、阴蒂肥大、大小阴唇过大或过小、肛门闭锁等。

有些遗传性疾病的特征性较强，可以根据一些症状和体征就做出诊断。但是有些遗传性疾病的症状和体征为很多遗传性疾病所共有，要作出确切的诊断还要进行多种辅助检查进行综合的分析和判断。所以发现问题一定要及时去医院检查。

二、遗传病能够治疗和预防吗

以前，人们通常认为遗传病是不治之症。近年来，随着现代医学的发展，医学遗传学工作者在对遗传病的研究中，弄清了一些遗传病的发病过程，从而使遗传病的治疗和预防成为了现实，并不断提出了新的治疗措施。目前，遗传病的治疗主要有以下几种方法。

1. 饮食治疗

某些遗传病完全可以通过控制饮食达到防止疾病发生的目的，从而收到治疗效果。如苯丙酮尿症的发病机理是苯丙氨酸羟化酶缺失，使苯丙氨酸和苯丙酮酸在体内堆积，结果导致患儿智力低下或成为白痴。可是如果诊断及时，在早期，也就是在出生后7～10天开始着手治疗，在出生后3个月内，给患儿低苯丙氨酸饮食，如大米、大白菜、菠菜、马铃薯、羊肉等，则可促使婴儿正常生长发育。等到孩子长大上学时，再适当放宽对饮食的限制。

在我国长江以南各省均有5%的人患遗传性葡萄糖6－磷酸脱氢酶缺乏症，这一病症的临床表现为溶血性贫血，严重时还可能危及生命。这类病人对蚕豆尤其敏感，进食蚕豆后很快就会引起急性溶血性贫血，所以又称"蚕豆病"。对这类患者应严格禁食蚕豆及其制品。同时，这种病还可引起药物性溶血、感染性溶血和遗传性非球形细胞溶血性贫血等，故平时用药必须慎重。

2. 药物治疗

药物在遗传病的治疗中往往只能起到一些辅助作用，改善一下患者的病情，减少一些痛苦。药物治疗的关键是对症，比如为了减轻病人疼痛服用一些止痛剂。

同时，药物治疗还可以改善机体代谢，如肝豆状核变性，主要是体内铜代谢障碍，使血铜的水平升高，导致胎儿畸形。可以服用促进铜排泄的药物，同时限制食用含铜的食物，以保持体内铜的正常水平，而达到良好的治疗效果。还有些遗传病如先天性低免疫球蛋白血症，可以注射免疫球蛋白制剂，以达到治疗的目的。

3. 手术治疗

手术矫治指采用手术切除某些器官或对某些具有形态缺陷的器官进行手术修补的方法。如球形红细胞增多症，由于遗传缺陷使患者的红细胞膜渗透脆性明显增高，红细胞呈球形，这种红细胞在通过脾脏的脾窦时极易被破坏而引起溶血性贫血。可以实施脾切除术，脾切除后虽然不能改变红细胞的异常形态，但却可以延长红细胞的寿命，获得治疗效果。对于多指、兔唇及外生殖器畸形等，可通过手术矫治。又如，狐臭也是一种遗传病，但只要将患者腋下分泌过旺的腺体切除，即可消除病患。

4．基因疗法

基因治疗遗传病是一种从根本上解决遗传病的方法。即向基因发生缺陷的细胞注入正常基因，以达到治疗目的。基因治疗说起来简单，可事实上是一个相当复杂的问题。首先必须从数十万基因中找出缺陷基因，同时必须制备出相应的正常基因，然后将正常基因转入细胞内替代缺陷基因，并能够进行正常的表达作用。此种治疗方法，目前还处在研究和探索阶段。

值得特别提出的是，在基因疗法还没有彻底研究出来的现阶段，遗传病中能够用上述几种简单方法进行治疗的，毕竟只是少数，而且这类治疗只有治标的作用，即所谓"表现型治疗"，只能消除一代人的病痛，而对致病基因本身却丝毫未触及。那些致病基因将一如即往，按照固有规律传递给患者的子孙后代。

因此，对于大量无法根治的遗传病，应当采取积极措施，重点是预防遗传病的发生。而遗传病的预防，主要通过人为的方法降低或杜绝遗传病的发生。应加强遗传咨询，普及有关遗传病的知识，采取预防措施，检出致病基因的携带者，从而避免或减少遗传病儿的出生。

三、八种遗传病要提早预防

许多专家注意到有些疾病更多的是由母亲这一链条进行遗传的。如果母亲或外祖母有下列疾病之一的话，作为子女一定要提高警惕，及早预防：

1．肺癌：肺癌患者中至少有10%的人具有遗传性，而母亲患有肺癌，遗传给子女的机会要比父亲高出2～3倍。

补救措施：有规律地锻炼，戒烟酒，吃低脂肪、富含纤维的食

物。考虑从30岁起每年都要进行胸部透视。

2. 心脏病：如果母亲在65岁之前心脏病曾发作过，那么将来子女患心脏病的可能性就会增加。

补救措施：保持苗条的身材，经常锻炼，戒烟，减少高脂肪食品的摄入。35岁前后经常测量血压和胆固醇含量。

3. 体重：肥胖女性的体重和母亲体重、体形的关系较之父亲更为紧密，肥胖者的体重遗传因素占25%～40%。

补救措施：控制脂肪和甜食的摄入，经常运动。

4. II型糖尿病：此病通常40岁以后发生。研究表明，有20%～40%的子女患上此病是从母亲那儿遗传的。

补救措施：保持健美的身材，坚持运动。45岁之后每隔3年做糖尿病的常规检查。

5. 妊娠时有困难：母女之间也许有类似或相同尺寸、形状的骨盆。研究表明，妊娠高血压和静脉曲张在家族中具有遗传性。

补救措施：对于静脉曲张，使之减少到最小程度的最好办法就是保持苗条。

6. 绝经早：女性的绝经年龄可能和母亲相同。一个女人有多少个卵子，在她出生时就已经决定了，而这种决定则来自于遗传因子。

补救措施：如果抽烟，会使绝经年龄提前2～3年。

7. 骨质疏松：母亲患有骨质疏松疾病，女儿患脆骨的发病率会很高，所以她们也更有可能骨折、驼背、弯腰、臀部断裂等。妇女的骨头质量和失去的骨质，和她母亲的情况非常相似。

补救措施：提高钙和维生素D的摄取，可通过喝牛奶、吃钙片、加强锻炼、戒烟戒酒使骨骼保持健壮。

8．抑郁症：一个女人有10%的可能性会从母亲那儿遗传上情绪不稳定的疾病。

补救措施：仔细观察，不放过任何有迹象的信号，比如突然的情绪波动、哭泣。如果有类似情况出现，要立刻去看心理医生。

不要让装修污染成为永远的痛

1．室内空气污染对人体所造成的伤害

室内装修污染一旦出现，其挥发释放期将达到3～15年。其中，前2年危害性最大，而采取自然通风方式并不能处理掉室内装修污染，所以，出现室内装修污染，一定要及时进行治理。

（1）甲醛

甲醛为较高毒性的物质，在我国有毒化学品优先控制名单上甲醛高居第二位。甲醛已经被世界卫生组织确定为致癌和致畸形物质，是公认的变态反应源，也是潜在的强致突变物之一。

研究表明甲醛具有强烈的致癌和促进癌变作用。大量文献记载，甲醛对健康的影响主要表现在嗅觉异常、刺激、过敏、肺功能异常等方面。室内空气中甲醛浓度达到0.06～0.07毫克/立方米时，儿童就会发生轻微气喘；达到0.1毫克/立方米时，就会有不适感；达到0.5毫克/立方米时，可刺激眼睛，引起流泪；达到0.6毫克/立方米，可引起咽喉不适或疼痛；浓度更高时，可引进恶心呕吐，咳嗽胸闷，气喘甚至肺水肿；达到30毫克/立方米时，会立即致人死亡。

长期接触低剂量甲醛可引起各种慢性呼吸道疾病，引起青少年记忆力和智力下降；引起鼻咽癌、脑瘤、细胞核基因突变、抑制

DNA损伤修复、月经紊乱、妊娠综合症、新生儿染色体异常，甚至可以引起白血病。在所有接触者中，儿童孕妇和老年人对甲醛尤为敏感，危害也就更大。

（2）苯类物质

苯类物质主要有苯、甲苯、二甲苯及苯乙烯等。

苯类物质主要以蒸汽形式被吸入，其液体可以经皮肤吸收和摄入。它们主要对眼、呼吸道和皮肤有强烈的刺激性作用。

苯对人体的造血功能有抑制作用，会使红细胞、白细胞和血小板减少。苯对造血系统有危害，可致贫血、感染、皮肤出血等。长期低浓度暴露会伤害听力，出现头痛、头昏、乏力、苍白、视力减退及平衡功能失调问题，皮肤反复接触导致红肿、干燥、起水疱，对人体有致癌作用；能发展为白血病，还影响生殖系统如出现月经不调等。在长期严重暴露后还会有遗传影响。

（3）氨气

氨是一种碱性物质，它对接触的皮肤组织有腐蚀和刺激作用。可以吸收皮肤组织中的水分，使组织脂肪皂化，破坏细胞膜结构。氨的溶解度极高，所以主要对动物或人体的上呼吸道有刺激和腐蚀作用，减弱人体对疾病的抵抗力。浓度过高时除腐蚀作用外，还可通过三叉神经末梢的反射作用吸收至血液，而引起心脏停搏和呼吸停止。氨通常以气体形式吸入人体。进入肺泡内的氨，少部分被二氧化碳所中和，余下被吸收至血液，少量的氨可随汗液、尿或呼吸排出体外。

部分人长期接触可能会出现皮肤色素沉积或手指溃疡等症状；氨被吸入肺后容易通过肺泡进入血液，与血红蛋白结合，破坏运氧功能。短期内吸入大量氨气后可出现流泪、咽痛、声音嘶哑、咳嗽、痰带血丝、胸闷、呼吸困难，可伴有头晕、头痛、恶心、呕吐、乏力等，严重者可发生肺水肿、成人呼吸窘迫综合征，同时可能发生呼吸道刺激症状。所以碱性物质对组织的损害比酸性物质深而且严重。

（4）氡

氡是由镭衰变产生的自然界唯一的天然放射性惰性气体，它没有颜色，也没有任何气味。氡原子在空气中的衰变产物被称为氡子体。常温下氡子体在空气中能形成放射气溶胶而污染空气，容易被呼吸系统截留，并在局部区域不断累积而诱发肺癌。科学研究表明，氡对人体的辐射伤害占人体一生中所受到的全部辐射伤害的55%以上，其诱发肺癌的潜伏期大多都在15年以上，世界上1/5的肺癌患者与氡有关。所以说，氡是导致人类肺癌的第二大"杀手"，是除吸烟以外引起肺癌的第二大因素，世界卫生组织把它列为使人类致癌的19种物种之一。

（5）天然石材的放射性

各种天然石材由于产地、地质结构和生成年代不同，其放射性也不同。经检测，石材中的放射性主要是镭、钍、钾三种放射性元素在衰变中产生的放射性物质。如可衰变物质的含量过大，即放射性物质的"比活度"过高，则对人体是有害的。国家质量监督局曾对市场上的天然石材进行了监督抽查，从检测结果看，其中花岗岩超标较多，放射性较高。天然石材中的放射性危害主要有两方面，即体内辐射与体外辐射。

2. 装修污染的预防

植物虽有去除有害气体的功效，但很有限，居室放一些植物充其量只能作为室内环境治理的辅助手段。更明确一点说就是只有当室内空气轻度污染时，植物才能为去除异味起到一点小的作用。而室内空气污染严重时，植物就无能为力了，甚至植物本身都会被有害气体熏死，所以，不可以把治理有害气体的任务完全交给植物。

另外装饰材料中的很多有害物质凭肉眼和嗅觉无法分辨。譬如苯和苯系物，刺激性气味不大，但对人体的危害极大：苯及苯系物被人体吸入后，可出现中枢神经系统麻痹；抑制人体造血功能，使红血球、白血球、血小板减少，再生障碍性贫血患率增高。另外作为首要污染物的甲醛，释放期3～15年，已被世界卫生组织确定为致癌和致畸形物质。一旦因空气污染对自身健康造成危害，不仅影响工作学习，还会给家庭带来沉重的经济负担，因污染引发白血病、肺癌等，治疗起来非常困难，甚至危及生命。

因此，要正确地认识室内装修污染的危害，并进行有意识的防范，同时积极寻求治理办法。

（1）增加室内换气频度是减轻污染的关键性措施。一般家庭在春、夏、秋季，都应留通风口或经常开"小窗户"；冬季每天至少在早晨、中午和晚上开一会儿窗户。教室、影剧院、车厢、商店等人群密集的场所，更应该注意加强通风换气。

（2）在家中或工作、学习的房间内绝对禁止吸烟。

（3）用煤、木柴等取暖的家庭，要经常检修炉灶，保持通风良好，严防不完全燃烧，造成煤气中毒。

（4）注意厨房里的空气卫生。每次烹饪完毕后应该开窗换气；在煎、炸食物时，更应加强通风。油烟污染对人体危害非常大，如能在厨房安装排油烟机更好。

（5）正确使用家庭化学制剂。用化学制剂时应首先开窗，用后也不能马上关窗，至少应开窗换气半小时。

（6）尽一切可能多进行一些户外活动。天气好的周末，全家人一起走出家门，到大自然中去。对长期处于居室内的老、弱、病、残及幼儿，更需要为他们安排一些户外活动时间。患有慢性病的病人，特别是瘫痪在床、生活不能自理的病人，本身就是重要的室内污染源，反过来又是首要的受害者。所以，对这类病人必须加强护理和卫生照顾，勤洗勤换衣服和被褥，并注意经常开窗换气。

（7）在室内摆放一些绿色植物。要消除或减轻"装修综合症"给人们身体带来的伤害，在室内养些绿色植物也是一个很好的选择。

根据科学家的研究，以芦荟、吊兰、长青藤、菊花、铁树、龟背竹、天竺葵、万年青、百合、月季、蔷薇、杜鹃、虎尾兰等为最佳。